知的生きかた文庫

ズボラでもラクラク！
1週間で脂肪肝はスッキリよくなる

栗原　毅

三笠書房

はじめに

高血圧や糖尿病、心筋梗塞、脳梗塞、痛風、認知症も！

脂肪肝は「あらゆる生活習慣病の予兆」。ここで手を打てば、人生が変わる！

なぜか近年、**生活習慣病がどんどん深刻化してしまう人**が少なくありません。そういう人には、病気の初期段階で必ず、**「ある症状」**が起きていることに私は気がつきました。

それは「脂肪肝」です。

認知症、糖尿病、腎臓《じんぞう》病、心筋梗塞《こうそく》や狭心症《きょうしんしょう》、くも膜下出血や脳梗塞、高血圧、歯周《ししゅう》病、痛風といった**あらゆる生活習慣病の始まりは、脂肪肝なのです。**

逆にいえば、脂肪肝さえ防げば、生活習慣病にならなくてすみます。たとえすでに発症していたとしても、重篤化《じゅうとくか》はしないのです。

脂肪肝という言葉にあまりなじみのない方もいるでしょうが、次の2つはしっかりと認識してください。

①脂肪肝は、あらゆる生活習慣病の始まりであり、予兆である
②脂肪肝を防げば、ほとんどの生活習慣病の深刻化を防げる

実は日本人の多くが脂肪肝です。患者数は、推定3000万人。なんと、**4人に1人が脂肪肝**といわれています。「そんなに!?　もしかすると自分も？」と、怖くなるに違いありません。

脂肪肝には、さらに怖い事実があります。

1つ目は、**明確な自覚症状がないため、自分が脂肪肝になっていると気づく人がほとんどいない**ことです。

2つ目は、**脂肪肝が進行すると、5~10年で肝硬変となり、肝臓がんになることもある**ということです。

生活習慣病の樹

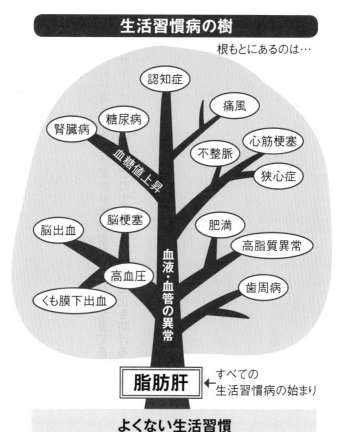

根もとにあるのは…
認知症
痛風
糖尿病
腎臓病
心筋梗塞
不整脈
狭心症
血糖値上昇
脳梗塞
脳出血
肥満
高脂質異常
高血圧
歯周病
くも膜下出血
血液・血管の異常
脂肪肝
すべての
生活習慣病の始まり
よくない生活習慣
糖質の多い食事、運動不足、たばこ、早食いなど

脂肪肝は、知らず知らずのうちに進行して生活習慣病を発症させ、放置すれば命に関わる恐ろしい病気なのです。

脂肪肝は、肝臓に中性脂肪が溜《た》まる病気です。健康な人の肝臓には、3～5%の中性脂肪があります。**これが30%を超えた状態を脂肪肝と呼んでいます。**

30%を超えても、体の外に変化が表れることは、まずありません。肝臓は、2500億個以上もの肝細胞からなる巨大臓器。少しくらい悪くなっても、痛くもかゆくもないのです。そしてまた、肝臓は「沈黙の臓器」といわれます。その沈黙のうちに、脂肪肝も隠れてしまうのです。

そこで左ページの図で、ご自分をチェックしてみてください。

思い当たることはありませんか？　一般的には5つ以上が要注意とされますが、私は、**該当項目が1つでもあったら脂肪肝の可能性がある**と考えています。

「1つでも？　それは言いすぎだろう」と、感じるかもしれません。

いいえ。決して大げさではありません。脂肪肝は、それほどなりやすい病気なのです。

脂肪肝になりやすい生活習慣をチェック

該当するものにチェックを入れてください。5個以上チェックがついたら要注意。すぐに対策を始めたほうがいいでしょう。

1	食事にかける時間が10分以内のことがよくある	
2	毎日、フルーツを食べる	
3	麺《めん》類の昼食を１週間に３回以上食べる	
4	ご飯を２膳以上食べる日が、週に５日はある	
5	たばこを吸う	
6	収縮時血圧が130mmHg以上ある	
7	口の中が乾いていると感じることがある	
8	夜、寝つきが悪いことがある	
9	朝起きても、疲れが取れないと感じることがある	
10	食事はご飯から箸《はし》をつける	
11	習慣にしている運動はない	
12	趣味が少ない	
13	お腹が出てきたと感じる	
14	味の濃いものが好きだ	
15	筋力が衰えたと感じることがある	

しかし、ご安心ください。脂肪肝は、なりやすい一方で、治りやすいという特徴があります。該当する習慣を改めれば、軽い人なら1週間、中程度の人でも3週間ほどでたちまち変化が現れ改善します。

本書では、脂肪肝を自分で改善し、予防する簡単な方法をたくさん紹介しています。脂肪肝に明確な自覚症状はないといいましたが、本書の方法で肝臓の状態を改善すれば、「あっ、体調がよくなっている！」と実感するはずです。

実際、127ページで紹介する40歳の女性Dさんは、私の指導を実践しただけで高かった血糖値が**3週間で**正常値になりました。しかも**「元気指数」ともいわれるアルブミン値が上がって、肌のツヤが見違えるほどよくなった**のです。

糖尿病の治療を5年続けても改善しなかった50代の男性Eさんも、同様です。たった2つの食べ方を実行してもらっただけで、危険値に達していたヘモグロビンA1c《エーワンシー》、AST《エーエスティー》、ALT《エーエルティー》の値が、3週間で改善しました（145ページ参照）。このときの「まさか！」と驚いたEさんの表情を、みなさんにお見せしたかったです。

脂肪肝は、生活習慣病のもとになる怖い病気ですが、決して難しい病気ではありません。**原因も、改善方法も、はっきりしています。**

それをていねいに解説していきます。

改善方法はすべて、誰にでも、すぐに実行できるものばかりです。**「たったそれだけで？」**と驚いたり、**「これを食べちゃっていいの？」**と、非常識に感じたりするかもしれません。しかし、もちろん、どれも**臨床データや科学的な研究結果によって、きちんと裏づけられ、効果が保証されたもの**ばかりです。

本書で脂肪肝の撃退法を生活に取り入れ、一生モノの健康を手にしていただければ幸いです。

栗原《くりはら》　毅《たけし》

目次

第2章

9割の生活習慣病は、脂肪肝から始まる

――高血圧、糖尿病、心筋梗塞、痛風、認知症までも！

第3章 たった1週間で、肝臓はグッとよくなる
――心身が整う「糖質ちょいオフ・ダイエット」の奇跡

第4章 効果抜群！「チョコ」と「お酒」の新健康習慣
——おいしくって血流や免疫力もアップ

第5章

食べ方を変えると、治療も予防も両方かなう！

――いつまでも若く、認知症にもなりにくい

第6章 ストレスゼロ! 軽い筋トレで「低脂肪体質」になる
――これなら続くよ、どこまでも!

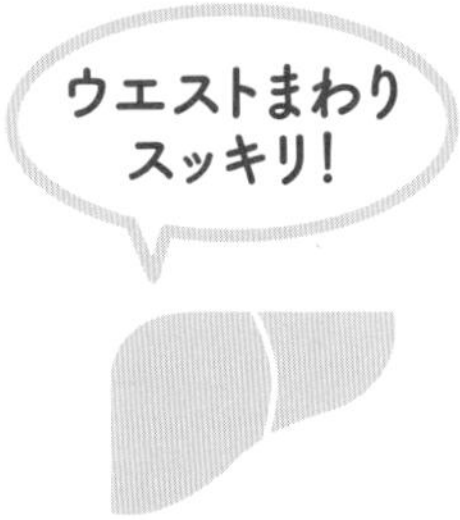

編集協力　コパニカス／アールズ 吉田宏
本文デザイン　コパニカス
本文イラスト　ＢＩＫＫＥ

第1章

脂肪肝は、自覚症状がないから怖い!

発見するにはここをチェック

01

脂肪肝って何？　なぜなるの？
人体最大の臓器・肝臓の3大機能を知ろう

肝臓は、とりすぎた糖質を中性脂肪に変えて蓄える！

脂肪肝は、肝臓に中性脂肪が溜まりすぎる病気です。まずは肝臓についての理解を深めましょう。それが脂肪肝を知り、対策を講じる近道になるからです。

肝臓は体の中で一番大きな臓器です。重さは1・2〜1・5kg。2500億個以上の肝細胞が集まり、2000種類以上の酵素によってさまざまな仕事をしていることから、「体内の化学工場」ともいわれます。

それらの仕事を要約すると、次の3つになります。

①栄養素の代謝《たいしゃ》
②有毒物質の解毒《げどく》

肝臓の3つの大きな働き

栄養素の代謝

糖質、たんぱく質、脂質などの栄養素を体で使える形に変えたり、蓄えたりする

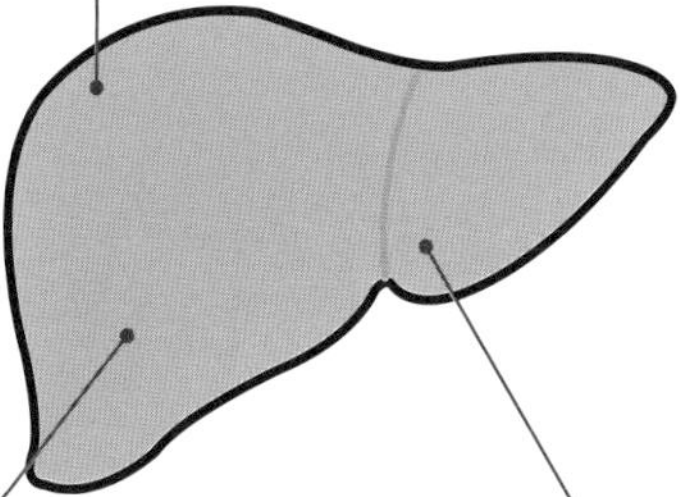

胆汁の生成

脂質を乳化して吸収しやすくする胆汁をつくる。胆汁は胆《たん》嚢《のう》で蓄えられ、必要に応じて十二指腸に分泌される

有毒物質の解毒

体内にそのまま入ると中毒を起こす物質を分解する。服用した薬の成分を仕分けする機能も含む

肝臓では2000種類以上の酵素が働き、代謝や解毒を行なっている。そのため「体内の化学工場」と形容される。

③胆汁《たんじゅう》の生成

中でも脂肪肝と関わりが深いのが、**「①栄養素の代謝」**です。

代謝とは、外界から取り入れた物質を体に役立つ形に変えて、臓器に提供したり蓄えたりする働きをいいます。肝臓は、糖質、たんぱく質、脂質などの栄養素を代謝しますが、脂肪肝や生活習慣病を知るためには、特に、**糖質の代謝（糖代謝）**が重要です。

体内に摂取された糖質は、消化酵素によってブドウ糖（グルコース）に分解されます。全身に運ばれたブドウ糖は、各臓器のエネルギーとして消費されていきます。

一方で、肝臓はブドウ糖をグリコーゲンに合成して貯蔵します。そして、血液中のブドウ糖（血糖）が不足すると、グリコーゲンをブドウ糖に戻し、血液中に放出するのです。つまり、肝臓は糖質を代謝するだけでなく、血糖値を安定させる役割も担っているのです。

しかしグリコーゲンの貯蔵量には限度があり、ブドウ糖があまりに多くなると、**肝臓はブドウ糖を中性脂肪に変えて蓄えます**。そして、器官や臓器にエネルギーが必要になったときにブドウ糖に戻し、血液中に放出するのです。

なお、この際に**インスリン**が深く関わっていることを覚えておいてください。

肝臓が中性脂肪を蓄えることは、生命の維持に不可欠な機能といえます。たとえ数日間食べられなくても、人間は、すぐに動けなくなることはありません。肝臓に蓄えられた中性脂肪がエネルギーになるからです。

しかし、肝臓に蓄えられる中性脂肪の量にもまた、限度があります。「これ以上は肝臓に収納しきれない！」となると、中性脂肪は血液中にドッとあふれ出して血糖値や中性脂肪値が上昇し、さまざまな生活習慣病が引き起こされるのです。肝臓も肥満化し、代謝機能まで低下してしまいます。

「脂肪肝は、すべての生活習慣病の始まり」といわれるのは、そのためです。

02

要注意！　お酒を飲まなくてもなる「非アルコール性脂肪肝」

❗お酒が害になるのは、毎日ガブ飲みする場合だけ！

前項の肝臓の仕事の「**②有毒物質の解毒**」でおなじみなのは、アルコールの分解でしょう。アルコールは、肝臓でアセトアルデヒドから酢酸になり、最終的には炭酸ガスと水になります。

「お酒の飲みすぎで肝臓を悪くした」というのは、この解毒作用が追いつかないほどのお酒を毎日のようにガブ飲みして、肝臓が疲労困憊《こんぱい》した状態です。

お酒は、適量であれば、むしろ健康にいいと私は考えています。

しかし、**大量の飲酒をする人は脂肪肝になる可能性も高い**ので、注意してください。なぜなら、お酒を飲みすぎると、糖質のとりすぎと同じように、肝臓の中性脂肪を合成する働きが高まるからです。

脂肪肝は大きく2つに分かれます。

①アルコール性脂肪肝
②非アルコール性脂肪肝

お酒が大好きな人は、アルコール性脂肪肝の危険が大きいのですが、**お酒をやめるか、グッと減らせば、急速に脂肪肝は改善します。**

非アルコール性脂肪肝は、糖質をとりすぎたために中性脂肪が肝臓に溜まるのが主因です。本書の「脂肪肝」は、主としてこちらをさします。「お酒を飲まないから、脂肪肝にはならないだろう」と誤解している人がいますが、**糖質をとりすぎれば確実に脂肪肝になる**ので、要注意です。

なお、肝臓の仕事の**「③胆汁の生成」**の胆汁とは、脂肪を乳化《にゅうか》して消化を助けるなどの役割がある大切な液体です。肝臓でつくられ、胆嚢に蓄えられます。

03

自覚症状がないから ALT、AST、γ-GTPを見よう

❗ 健康診断や血液検査をしたら、まっ先にチェック！

脂肪肝がやっかいなのは、明確な自覚症状がないために、病気である認識が持てないことです。脂肪肝になっているかどうかが自覚症状がないのなら、どうすればわかるのでしょうか。

それには、肝臓でたんぱく質の代謝に関わっている3つの酵素が指標になります。ALT（GPT《ジーピーティー》）、AST（GOT《ジーオーティー》）、γ-GTP《ガンマジーティーピー》です。

肝臓に中性脂肪が溜まると、肝細胞が炎症を起こして肝機能が弱まります。さらに、中性脂肪の割合が30％を超えると、肝細胞の中に溜まった脂肪滴により肝細胞が壊れ、ALTとASTが血液中に染み出すのです。ALTは大部分が肝臓にだけ存在し、ASTは筋肉などにも含まれるという違いはありますが、

肝臓に脂肪が溜まると……

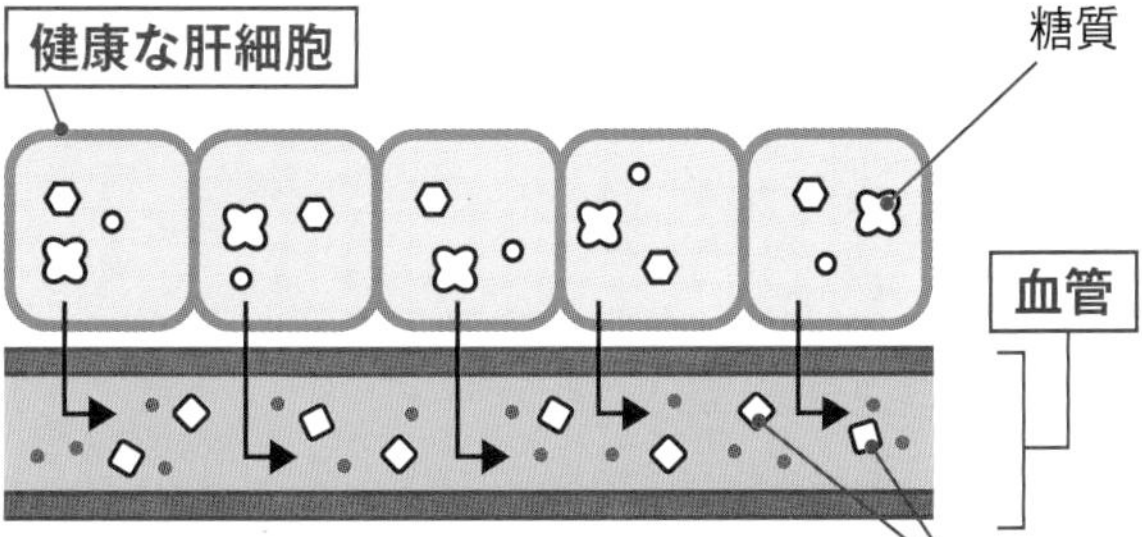

取り込まれた糖質などの栄養素を各器官で使える形（ブドウ糖など）に変え、血液中に放出する。余分な糖質は中性脂肪として蓄える。

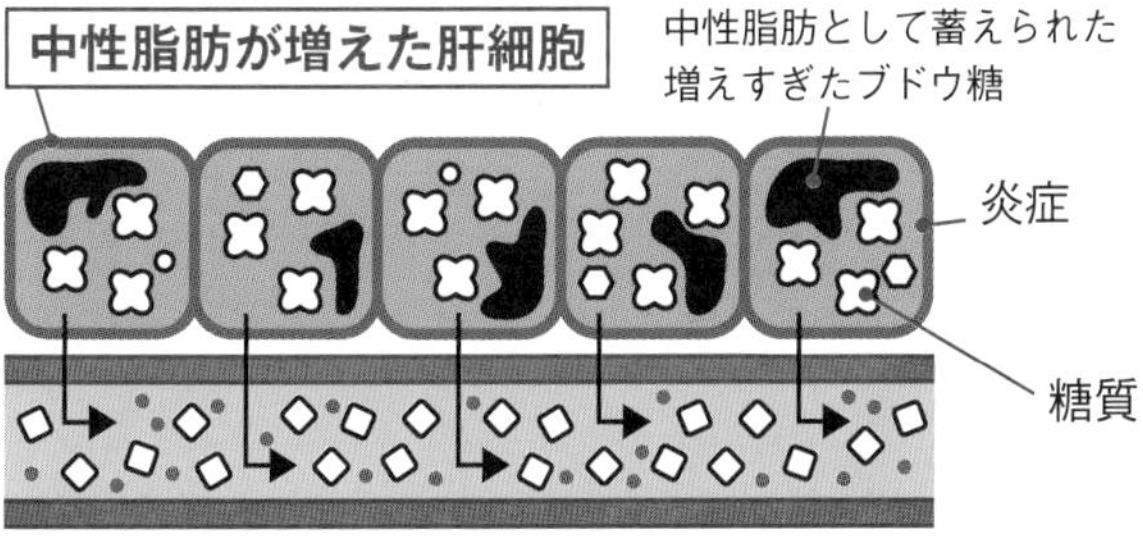

中性脂肪が増えると肝細胞が炎症を起こす。すると、本来、たんぱく質を分解する酵素であるASTとALTが血液中に流れ出す。この量の多さで脂肪肝が起こっているとわかる。

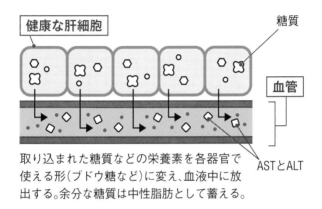

基準値はどちらも、10~30IU/ℓ《アイユーバーリットル》です。

しかし、私は、**5~16IU/ℓ以下という厳しい数字を、理想値に設定**しています。**ALT、もしくはALTとASTの両方が16IU/ℓを超えたら、脂肪肝が始まっている**と考えてください。

ASTのみが高い場合は、心筋梗塞や筋肉疾患の可能性があります。

さらに、**ASTがALTよりも高い場合は、アルコール性脂肪肝の可能性**があります。

γ-GTPの値にも注目してください。γ-GTPは胆汁に含まれる酵素で、基準値は0~50IU/ℓです。アルコールに敏感に反応するので、γ-GTPが基準値を上回っていたら、アルコール性脂肪肝が疑われるのです。**γ-GTPは、たんにお酒をよく飲む人でも数値が上昇します。しかし、一定期間お酒をやめれば数値が下がる**ので、その後に再検査をすれば、単なる飲みすぎか、脂肪肝か区別がつきます。アルコール性脂肪肝なら、**飲酒量を134ページで示している量以下に控えることと、脂肪分の高い食品を避けること**が最重要です。

肝機能の検査項目と基準値

ALT（GPT）
基準値　10～30 IU/ℓ
理想値　5～16 IU/ℓ
大部分が肝臓に含まれる酵素。基準値内であっても20IU/ℓを超えたら脂肪肝の可能性大。糖質のとりすぎを見直すこと。脂肪肝や肝炎ではこの値が高くなるが、肝硬変にまで進行すると低くなるので注意。

AST（GOT）
基準値　10～30 IU/ℓ
理想値　5～16 IU/ℓ
肝臓だけでなく骨格筋や心筋にも含まれるため、ALTとの比較で肝機能の状態を見る。ALTよりも高ければお酒の飲みすぎ、および糖質のとりすぎが疑われる。

γ-GTP
基準値　0～50 IU/ℓ
肝臓で生成され、胆汁に排出される酵素。アルコール性肝障害の目安となるが、糖質のとりすぎやストレスによって数値が上がることのほうが多い。

04

放置すると「肝炎」→「肝硬変」→「肝臓がん」に進んでしまう

❗脂肪肝を常態化させないことが健康の秘訣

脂肪肝は、放置すると、肝炎、肝硬変へと進行する恐ろしい病気です。最悪の場合、肝臓がんになります。

肝炎までなら回復も可能ですが、**肝硬変になると、健常に戻すのは困難**です。肝硬変には黄疸《おうだん》や浮腫《ふしゅ》（むくみ）という自覚症状が顕著になりますが、そこで気づくのでは遅いのです。

脂肪肝は糖代謝の結果としてなるともいえますから、**食事をするたびに脂肪肝になりかかったり、解消したりを繰り返している**と考えることもできます。脂肪肝を常態化させないことが、健康であり続ける秘訣なのです。

写真で見る肝臓の異変

健康な肝臓

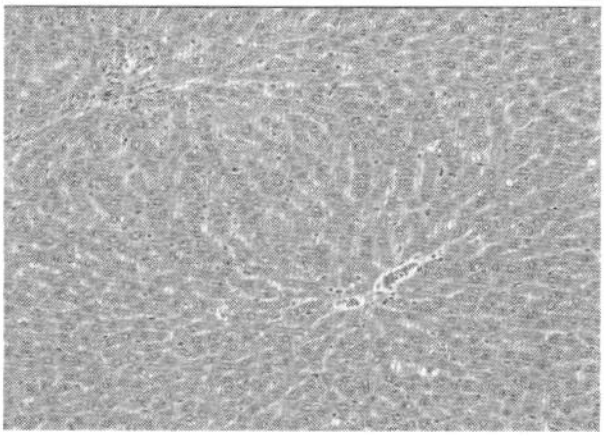

ところどころに白い中性脂肪が見えるが、これは必要に応じてブドウ糖に変換されてエネルギー源となる

脂肪肝

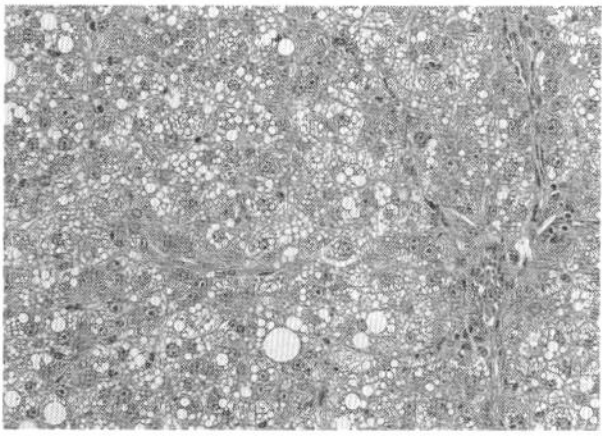

健康な肝臓に比べると、かなり中性脂肪が増えている。AST、ALTの値が上昇している

肝硬変

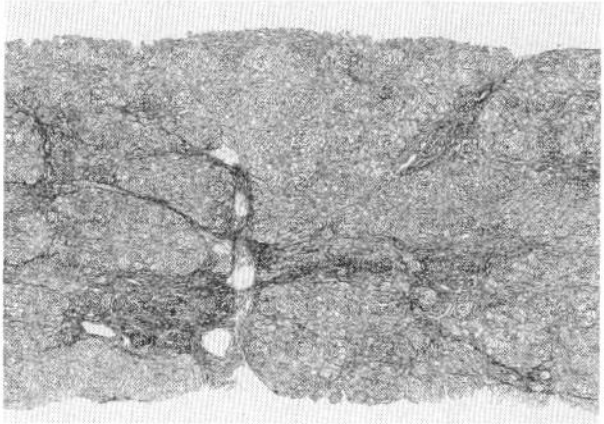

全体的に白く見える。色が濃く変色しているのは、肝臓の組織に線維化が起こって硬くなった部分。肝臓全体も収縮している。健常に戻るのは困難

ALT、AST、γ-GTPは、健康診断や血液検査で必ず調べる項目です。これまで見逃していた人は、ぜひチェックしてください。

肝臓の状態の悪化をビジュアルで確認してみましょう。33ページの写真を見てください。

1番上が、健康な人の肝臓です。**肝細胞の間にポツポツと白く見えるものが中性脂肪です。健康な肝臓は、40～45gの中性脂肪を蓄えています。**

2番目が、脂肪肝の人の肝臓です。中性脂肪が増えて、肝臓が肥満化しています。これが悪化すると、肝炎となります。

3番目が、肝硬変になってしまった肝臓です。組織が線維化を起こし、ゴツゴツと黒い塊《かたまり》のようなものができています。

「見るだけでゾッとする」と感じる方も多いでしょう。肝臓全体が収縮し、健常に戻ることは難しくなります。繰り返しますが、脂肪肝は治りやすい一方、放置するときわめて危険な病気なのです。

05

脂肪肝の人は約3000万人。肝機能異常も急増中

❶4人に1人が脂肪肝。「私は大丈夫」とはいえない

脂肪肝が生活習慣病の第一歩だという事実は、脂肪肝の人は推定で3000万人いるという数字からもわかります。日本人の4人に1人が脂肪肝なのです。生活習慣病の代表である**高血圧、糖尿病は、それぞれ約1000万人いるとされますが、脂肪肝の人は、その3倍もいる**のです。

関連する数字を、もう1つあげます。2015年に日本人間ドック学会が発表したデータによると、**肝機能異常が発見された患者数は、全体の約33%**もいました。高コレステロールの患者数に次いで第2位という多さです。

肝機能異常とは、ALT、AST、γ-GTPの数値が高いということですから、ここからも脂肪肝がいかに広がっているかがわかります。

06

「飴」の習慣をやめただけで、血液検査の数値が好転！

血液検査は「沈黙の臓器」肝臓の代弁者

Aさん（70歳・女性）は、私の本を読んでクリニックに来てくれた患者さんです。とても社交的な方で、初めて診察室に入ってきたときに、バッグから飴《あめ》を取り出して、私に1つくれました。そして、お孫さんや友だちのことを楽しそうに語るのです。

血液検査の結果、突出して悪い数値はないものの、ALT、AST、アルブミンなどに改善の余地があり、ヘモグロビンA1c（HbA1c）が高いのも問題でした。

アルブミンは、肝臓でつくられるたんぱく質で、肝臓や栄養の状態を示します。「元気指数」とも呼ばれているのは、「はじめに」で述べた通りです。

70歳・女性Aさんの血液検査値の変化

各目標値		計測日 10/3	11/7	12/12	1/16	2/13	3/13
AST	16(IU/ℓ)以下	17	13	15	14	11	16
ALT	16(IU/ℓ)以下	19	16	14	15	15	17
γ-GTP	0-80(IU/ℓ)以下	42	40	35	50	40	37
HbA1c	4.6-6.2(%)	8.7	8.6	8.5	8.3	8.4	8.5
血小板数	15(×10^4uℓ)以下	17	14.9	14.8	16.9	14.9	14.7
グルコース	70-109(mg/dℓ)	195	215	136	209	202	172
アルブミン	4.5(g/dℓ)以上	4.3	4.3	4.4	4.4	4.5	4.3

ここから飴の習慣をやめた（11/7から）

飴を再開（3/13から）

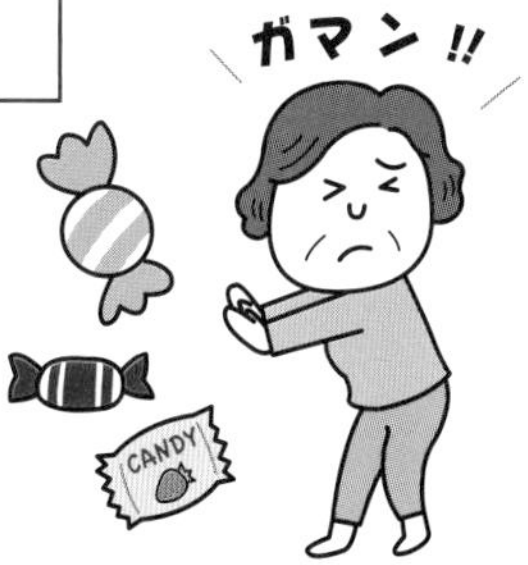

ヘモグロビンA1cは、赤血球の中にあるヘモグロビンが糖と結合している割合を示す数値で、糖尿病と密接に関係しています。

Aさんを診察するにあたり私が注目したのは、バッグの中の飴でした。常に飴を持ち歩き、会った人にあげるのだそうです。年配の方によくある心づかいの習慣だと思います。

しかし、問題があります。人にあげるたびに自分でも食べているそうで、なんだかんだで、10粒以上食べる日もあるといいます。

飴の袋の成分表を見ると、**95%が糖質**です。**糖質のとりすぎで中性脂肪が増加し、脂肪肝になる**ことが危ぶまれました。非アルコール性脂肪肝になる典型例の1つです。

私はAさんに、バッグに飴を入れる習慣をやめるように提案しました。彼女は渋々ながら納得して、「ハイ、やめます」と約束してくれました。

それからもAさんは定期的にクリニックに来て血液検査を受けましたが、飴をやめたことで、数値はゆっくりと改善し始めました。

そして、4カ月後には、AST、ALTが理想値に届き、アルブミンも基準値に達したのです。Aさんが「先生のおかげです♪」とお礼を伝えてくれたときの、とてもうれしそうな顔を今も覚えています。

この話には、ちょっとした後日談があります。

Aさんが次に来院したときに血液検査をすると、改善していた数値がわずかに悪化していたのです。不思議に思って「何か変わったことはありませんか」と尋ねると、Aさんは申しわけなさそうに、バッグの中から飴を取り出しました。そして、「つい油断して飴を再開してしまったんです。今度は本当にやめますね」と宣言したのでした。**新しい習慣を試して確かな結果が得られたなら、やはりその習慣を続けることは大切です。**

肝臓は沈黙の臓器ですが、**血液検査は、肝臓の状態を雄弁に物語る**のです。

07

男性の肥満は高リスク。BMI25以上ならほぼ100%脂肪肝

❗女性は脂肪が皮下に溜まり、男性は内臓にこびりつく

肝臓の機能がわかったところで、次は、脂肪について説明しましょう。脂肪肝は老若男女にかかわらず起こりますが、男性と女性で多少の違いもあります。その1つが、**肥満と脂肪肝の関係**です。

女性に比べ男性の脂肪肝は、肥満と、より密接な関係があるのです。

肥満は、中性脂肪が多すぎるために起こります。中性脂肪は大きく内臓脂肪と皮下脂肪に分けられ、一般的に、男性は内臓脂肪が多く、女性は皮下脂肪が多くなる傾向があるのです。

皮下脂肪は、皮膚と筋肉の間に層を増やしていきます。そのため、女性はお

BMI値の出し方

BMI ＝ 体重（kg） ÷ 身長（m） ÷ 身長（m）

BMI	評価	糖尿病の危険性
18.5未満	やせ	
22	標準	
18.5～25未満	ふつう	
25～30未満	肥満度1	
30～35未満	肥満度2	
35～40未満	肥満度3	
40以上	肥満度4	

BMI値とは、体重と身長から算出される、肥満度を表す体格指数のこと。
たとえば体重80kgで身長175cmの人なら、BMIは、
80÷1.75÷1.75＝26.12となり、肥満度1となる。

尻や太ももなど、下半身が大きくなる洋ナシ型肥満になりやすいのです。

一方、内臓脂肪は腸の間につき始め、さらに胃や肝臓の周辺にベットリと溜まっていきます。そのため、男性はお腹がポッコリと出たリンゴ型肥満になりやすいのですが、弊害はそれだけではありません。**内臓脂肪が肝臓の細胞の中にさらに溜まるため、肝機能に直接、悪影響を与えるのです。**

そのために、男性の肥満は脂肪肝につながる危険が高まります。**肥満の人は、ほぼ100%、脂肪肝になっている**と考えていいでしょう。すでに肝臓は中性脂肪がいっぱいのために内臓脂肪が溜まり、肥満になるからです。

肥満度はBMIで簡単に判定できます。BMIが25以上になると肥満です。男性の方は、次の式を覚えて、自分のBMIをときどきチェックしましょう。

BMI《ビーエムアイ》＝体重（kg）÷身長（m）÷身長（m）

脂肪肝には明確な自覚症状がありませんが、「うっ。**ズボンのウエストがきつくなった**」と感じるのは、唯一の自覚症状といえるかもしれません。

08

女性は50代からが危ない。バリバリ健康だった人も一気に変わる

❗女性ホルモンの減少が脂肪肝に影響していた！

脂肪肝における男性と女性の違いの2つ目は、女性は50歳を超えると、脂肪肝になる危険性が高くなることです。

45ページのグラフは、非アルコール性脂肪肝にかかる頻度を男女別、年代別に整理したものです。これを見ると、ある特徴に気づくでしょう。

男性は40～49歳にピークがあり、その後はゆるやかに減っているのに対し、**女性は50～59歳で急増し、60～69歳でピークに達する**ことです。

このような違いが出る原因は、エストロゲンと呼ばれる女性ホルモンにあります。エストロゲンは女性の健康維持に重要な役割を果たしていて、**エストロ**

ゲンが盛んに分泌されている20～40代は脂肪肝になりづらいのです。

しかし、閉経によってエストロゲンの分泌がなくなると、脂肪肝のリスクが急に高まります。脂肪のつき方も、皮下脂肪型から内臓脂肪型へとシフトしていくのです。「第三の脂肪」と呼ばれる**異所性《いしょせい》脂肪**も増えます。46ページのエストロゲンの分泌量の変化図と照らし合わせると、より理解しやすいでしょう。

実は、危険なのは、脂肪肝に限ったものではありません。エストロゲン減少の影響を受けて、40代までは少なかった高血圧や糖尿病も、女性では50歳以降に急に多くなる傾向があるのです。

若いころは、「私は肝機能も万全、血圧や血糖値も低い」と自信満々だった人が、50歳をすぎて急に脂肪肝などの病気になることは、珍しくありません。

しかも、あとで紹介するように、**50代の女性は日々の食事から糖質をたくさんとっています**。脂肪肝になる条件がそろっているのです。

非アルコール性脂肪性疾患の患者数の年代別割合

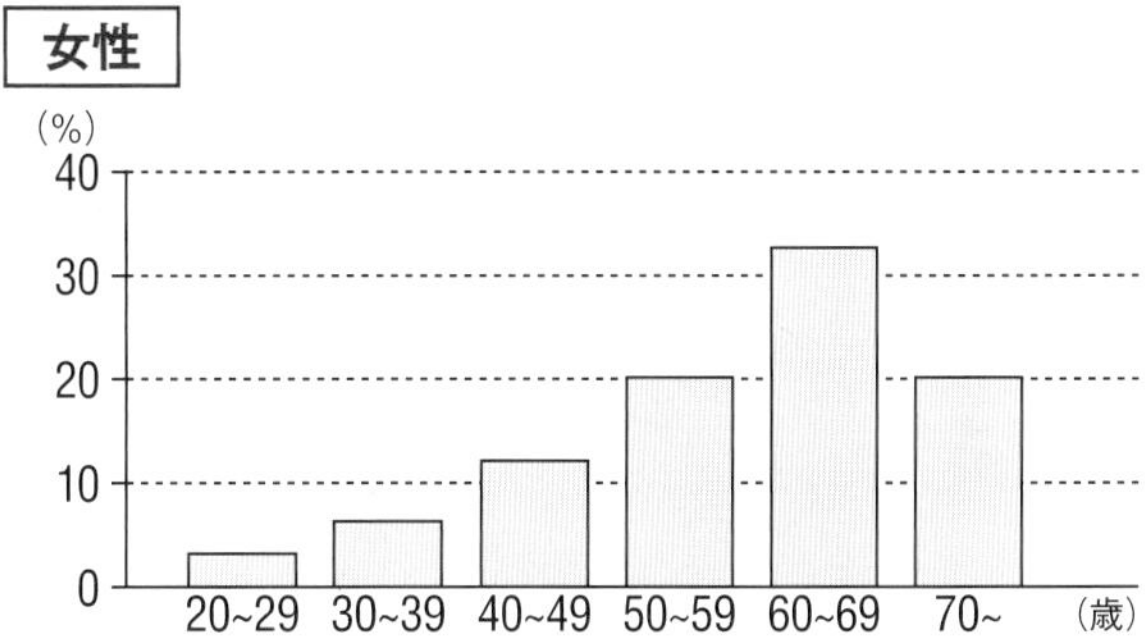

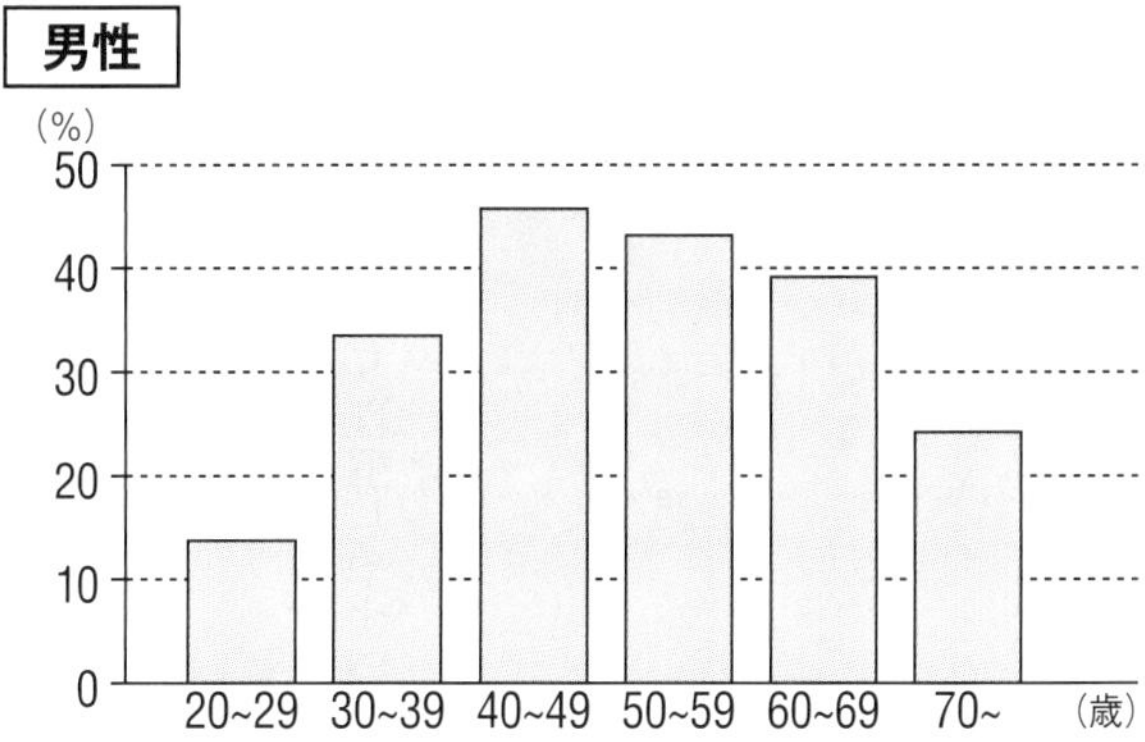

出典：日本肝臓学会「NASH・NAFLDの診療ガイド2015」(文光堂)

エストロゲン（女性ホルモン）の分泌量の変化

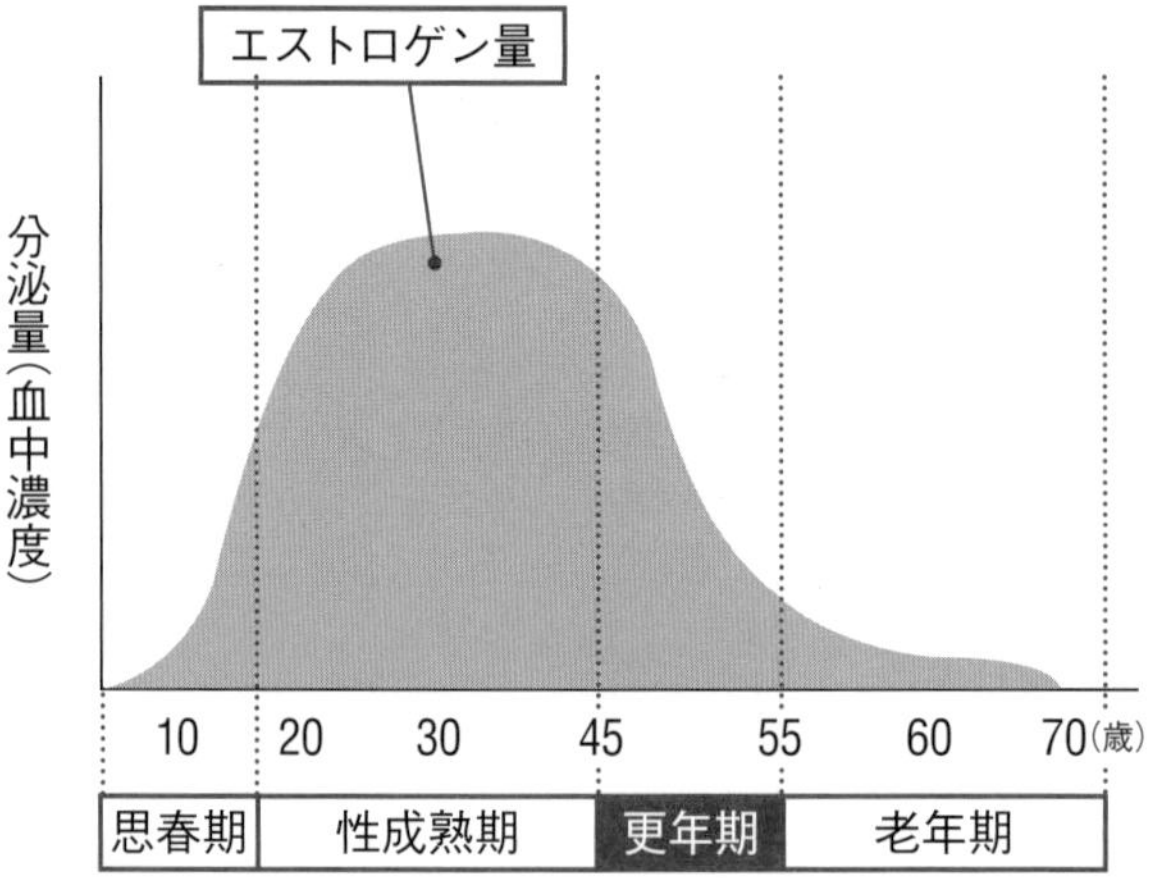

女性は40代以降、エストロゲンの分泌量が減少し、脂肪のつき方も、皮下脂肪中心の状態から、内臓脂肪や第三の脂肪と呼ばれる異所性脂肪へとシフトしていく傾向がある。

09

数値が改善しないときは、脂質異常症（高脂血症）を疑おう

！2つか3つの方法を実践すればいい！

脂肪肝をより深く理解するには、「脂質異常症」（以前は高脂血症と呼ばれた）についても知っておくことが大切です。脂肪肝がなかなか改善しない場合、脂質異常症になっている可能性があります。

脂質異常症には、**中性脂肪が多い「高中性脂肪血症」**と、**コレステロールに問題がある「高コレステロール血症（高LDL《エルディーエル》コレステロール血症）」「低H《エッチ》DL《ディーエル》コレステロール血症」**の3つがあります。

高中性脂肪血症は、血液中の中性脂肪が150㎎／dℓ以上に高くなる病気です。血液検査では、中性脂肪は**「トリグリセライド」「TG《ティージー》」**とも表示されますから、そこに注目してください。中性脂肪が多くなると、血液がベタベタし

てきて血流が悪くなります。そして血管の老化が進み、毛細血管が詰まったり、切れやすくなったりします。これは、血糖値が上がった状態と同じです。つまり、**血管病＝生活習慣病という最悪のシナリオをたどっている**のです。

高中性脂肪血症と診断されたら、まず間違いなく**脂肪肝になっています。脂肪肝の段階での発見と治療が遅れたために、高中性脂肪血症になった**と考えられるからです。

高中性脂肪血症を改善する方法は、脂肪肝とほぼ同じです。第3章から紹介していく、「糖質ちょいオフ・ダイエット」「高カカオチョコレートを食べる」「フルーツを控える」「よく噛《か》む」「野菜や肉から食べる」「スロースクワットをする」といったことです。

ただ、**軽い脂肪肝なら、どれか1つを、たとえ1週間でも実践すればグッとよくなります**が、**高中性脂肪血症の場合は、頑固な脂肪肝と同様、2つか3つを、少なくとも1カ月は実践することが必要**になります。

10

同じコレステロールでも働きは大違い。善玉のHDLを増やそう！

❗ LDLコレステロールは動脈硬化の原因に！

脂質異常症の残りの2つについて見ていきましょう。

1つは、**LDLコレステロールが140㎎／dℓ以上の「高LDLコレステロール血症」**です。

もう1つは、**HDLコレステロールが40㎎／dℓ未満の「低HDLコレステロール血症」**です。

血液検査を行なうと、LDLコレステロールとHDLコレステロールの2つの項目の値が出てきます。しかし、コレステロール自体は1種類しかありません。結びつく物質によって、働きが違ってくるのです。

コレステロールは脂肪の一種で、全身の細胞膜の成分となり、栄養素の吸収などにも関わる大切な物質です。血液に乗って体の各部分に運ばれますが、脂質であるために血液となじみにくく、リポたんぱく質という物質と結びつく必要があります。

このリポたんぱく質に、ＬＤＬとＨＤＬの2種類があるのです。

ＬＤＬは、肝臓からコレステロールを全身の細胞に運ぶ役割を担いますが、体内のコレステロールが多くなりすぎると、血液中に置き去りにする性質があります。置き去りにされたコレステロールは動脈の壁に入り込み、動脈硬化を引き起こしてしまいます。

そのため、**ＬＤＬコレステロールは「悪玉」**と呼ばれるのです。

一方、ＨＤＬは、血液中のコレステロールを回収して肝臓に戻す役割を担っています。つまり、ＨＤＬは動脈硬化のリスクを防いでくれるのです。

そのため、**ＨＤＬコレステロールは「善玉」**と呼ばれます。

脂質異常症の基準値

糖質異常値	高LDL コレステロール血症	LDLコレステロール 140mg/dℓ以上
	低HDL コレステロール血症	HDLコレステロール 40mg/dℓ未満
	高中性脂肪血症	トリグリセライド（TG） 150mg/dℓ以上

血液中のトリグリセライドで高中性脂肪血症を判定する。高コレステロール血症は、LDLコレステロール値で判断するが、糖尿病など、ほかのリスク要因がなければ、コレステロールは多少高くても問題はない。

健康に与える影響から、善玉のＨＤＬコレステロール値は高いほうがよく、悪玉のＬＤＬコレステロール値は、低いほうが好ましいわけです。

血液検査の結果で重要なのは、ＨＤＬとＬＤＬの比率です。

ＨＤＬの数値が高ければ、ＬＤＬが多少高くても、問題はありません。最近では糖尿病や高血圧のリスクがない限り、全体的に高くてもいい、というように考え方が変わってきています。高齢者に関しては、むしろ両方とも低いほうが問題とされています。

中性脂肪が増えすぎると、ＬＤＬコレステロールが増えやすく、ＨＤＬコレステロールが減りやすくなるので、「糖質ちょいオフ・ダイエット」をはじめとするダイエットに励むことが大切になります。

また、**ＨＤＬコレステロールを増やすには、スロースクワットをはじめとする運動が有効**ですから、毎日の生活の中に運動を取り入れたいものです。

11 内臓脂肪の量は、肥満度よりもウエストサイズに表れる

❓日本人は、肥満が少ないのにメタボが多い秘密とは？

日本人には肥満が少ないという見方があります。

WHO《ダブルエッチオー》（世界保健機関）が2016年に行なった調査では、**日本人の平均的なBMIは、男性約24、女性約22**でした。これは、BMIの評価基準では「ふつう」ですが、世界的には超優秀なのです。

なぜなら、世界の4分の3の国々は、国民の平均BMIが25以上の「肥満度1」だからです。平均BMIがトップのトンガ王国にいたっては、男性約31、女性約34というすさまじい数値になっています。女性はもう少しで「肥満度3」に入るレベルなのです。

このようにBMIだけを見ると、「日本人は肥満が少ないんだ。よしよし」

と安心したくなりますが、反対に、不安を感じさせる数字もあります。

それがメタボリックシンドロームの数値です。厚生労働省が「**50代男性の50%以上、60代の男性の60%以上が、メタボリックシンドローム、またはその予備軍**」であると発表しているのです。

メタボリックシンドロームは、ウエストサイズを必須項目として、脂質異常や高血糖、高血圧のうち、2つ以上を合併した状態をさします。ウエストサイズは、男性85㎝以上、女90㎝以上が判定値です。

BMIでは超優秀な日本人が、メタボリックシンドロームでは一転してハイリスクになる理由は、日本人には皮下脂肪がつきにくいという民族的な特徴があるからだと考えられます。

BMIは体重と身長から割り出した数字で、メタボリックシンドロームはウエストサイズが重要な基準。そこから考えると、**日本人は皮下脂肪よりも内臓脂肪がつきやすく、脂肪肝が多くなりやすい**といえそうなのです。

12 霜降り筋肉!? 運動好きのスリムな人も「脂肪筋」は要チェック

❗ アスリートの太ももが「霜降り肉」になることもある

「異所性脂肪」という聞き慣れない言葉が、44ページで出てきました。

また中性脂肪は、大きく**内臓脂肪**と**皮下脂肪**に分けられると述べました。**内臓脂肪は腸や肝臓といった内臓**のまわりにつき、**皮下脂肪は皮膚と筋肉の間**につきます。

しかし、実は、それ以外の場所につく中性脂肪もあります。それが異所性脂肪です。肝臓について脂肪肝を引き起こす中性脂肪も、異所性脂肪の1つです。

私は肝臓以外にも、中性脂肪がつきやすい部分を発見しました。それは筋肉です。そしてその中性脂肪がついた筋肉を「**脂肪筋**」と名づけました。脂肪筋とは、**筋肉がまるで霜降り肉のように脂肪まみれになっている状態**をさします。

脂肪筋は、肝脂肪よりもさらに発見が難しくなります。手でさわってもわかりません。さわってわかるのは、皮下脂肪だけです。

自覚症状もないので、「脂肪筋？　私は大丈夫。運動をして引き締まっているから」と自信満々の人も、油断はできません。

脂肪筋は、スリムな若者や、マラソンなどのランナーの太ももにも見つかることがあるからです。

私は、脂肪肝の治療をしても血液検査の数値がなかなか改善しない場合は、脂質異常症と同時に、この脂肪筋を疑うようにしています。

筋肉の中に溜まった異所性脂肪は落ちにくいやっかいものですが、**これを落とす最高の運動**があります。それが**スロースクワット**です。一日に2回ずつ行なえば、1カ月で効果が出るはずです。

運動については、第6章でくわしくお伝えします。その前に、次章でお話しする脂肪肝と生活習慣病の怖い関係について、ぜひ知っておいてください。

第2章

9割の生活習慣病は、脂肪肝から始まる

高血圧、糖尿病、心筋梗塞、痛風、認知症までも！

13

どの生活習慣病にも、見事に共通する5つの特徴

❗ 生活習慣病の5つの共通点をチェック！

脂肪肝が怖いのは、**放置すると、高血圧、糖尿病、腎臓病、心筋梗塞、脳梗塞、痛風、認知症、歯周病といった生活習慣病の始まりになるからです**。これらの病気が発生する前の兆候として、脂肪肝が現れることが明らかになってきたのです。

生活習慣病にはさまざまな種類がありますが、どれにも当てはまる共通の特徴が認められます。それは次の5つです。

①血液の状態が悪くなり、そのために血管が傷《いた》み、老化する
②当初は自覚症状がほとんどない
③長い年月をかけて進行する

④進行すると生活の質が著《いちじる》しく悪化し、命に関わることもある
⑤早めに治療すれば、スッキリ治る

偏った食事、運動不足、ストレスといった**生活習慣の悪化によって血液がドロドロ状態になる**ことで、①の血管の老化が起こります。

そして、②のように自覚症状がないために、10年、20年と放置され、③のようにじわじわと進行するのです。

たとえば、空腹時血糖値が上がり始めてから、実際に糖尿病を発症するまで、20年、30年とかかることは珍しくありません。また、65歳以上で発症が多い認知症も、その始まりは40代にあると考えられています。

その結果、気づいたときには、④のような悲惨な状態になってしまいます。生活習慣病は、ある程度まで進行したら、健常に戻すのは困難です。

生活習慣を進行させないためには、⑤の早期発見、早期治療が大事になります。**早く芽を摘《つ》み取りさえすれば、健康体に戻ることが簡単にできる**のです。

14

「前回より悪化していないか？」わずかな兆候を、血圧と血糖値からつかむ

！一喜一憂せずに長期的な変化を見よう

生活習慣病の早期発見、早期治療をするには、病気の兆候をつかむことが大切。ですが、自覚症状が少ないので、兆候は血液検査で発見することになります。

ポイントになるのは、血圧と血糖値です。この2つは常にチェックしましょう。たとえ基準値内でも、**前回より数値が悪化していたら、注意**することです。

ただし、人間は理想的な生活をしていても、年齢を重ねると血圧や血糖値が変動するものです。神経質になりすぎて、ほんのわずかの変化に一喜一憂していては、それがストレスになって、かえって健康に悪影響が出かねません。そのあたりは、バランスよく考えてください。

15

脂肪肝は、生活習慣病のファーストシグナル

❗脂肪肝さえ察知できれば、生活習慣病と無縁になれる

血圧や血糖値が悪化するのは、すでに血管の老化が進んでいるからだとも考えられます。早期発見、早期治療をするためには、血液検査の数値チェックはもちろん大切ですが、血圧や血糖値が悪化する前の「危険シグナル」を察知することがベストになります。

そのシグナルが、脂肪肝です。脂肪肝は、糖質の多い食事、運動不足、早食いといった悪習慣によって始まりますから、こうした面から生活習慣病の前ぶれになるわけです。自分が脂肪肝になっているかどうかを**判断して適切な対応を取れば、生活習慣病とは無縁になれる**のです。

16

生活習慣病は「血管病」だった。では、血管の老化はなぜ起こる？

！高血圧患者は、ほぼ1000万人にまで増えている

生活習慣病の多くは血管病といえます。

「血圧が高くなって、はじめて血管病というものを意識しました」という人が多いようです。健康診断の結果でも、真っ先に目がいくのは血圧の数値だと思います。厚生労働省の調査では、高血圧の治療を受けている人は１０００万人ほどいるそうです。これでは、多くの人が気にするのも当然です。

血圧が上がる直接の原因は、血管の老化です。

赤ちゃんのころの血管は、若々しく、しなやかで弾力がありますが、加齢とともにガチガチと硬くなっていきます。そうなると、血管は心臓から送り出された血液の圧力をうまく逃がすことができなくなり、心臓が拍動《はくどう》するたびには

高血圧患者数の推移

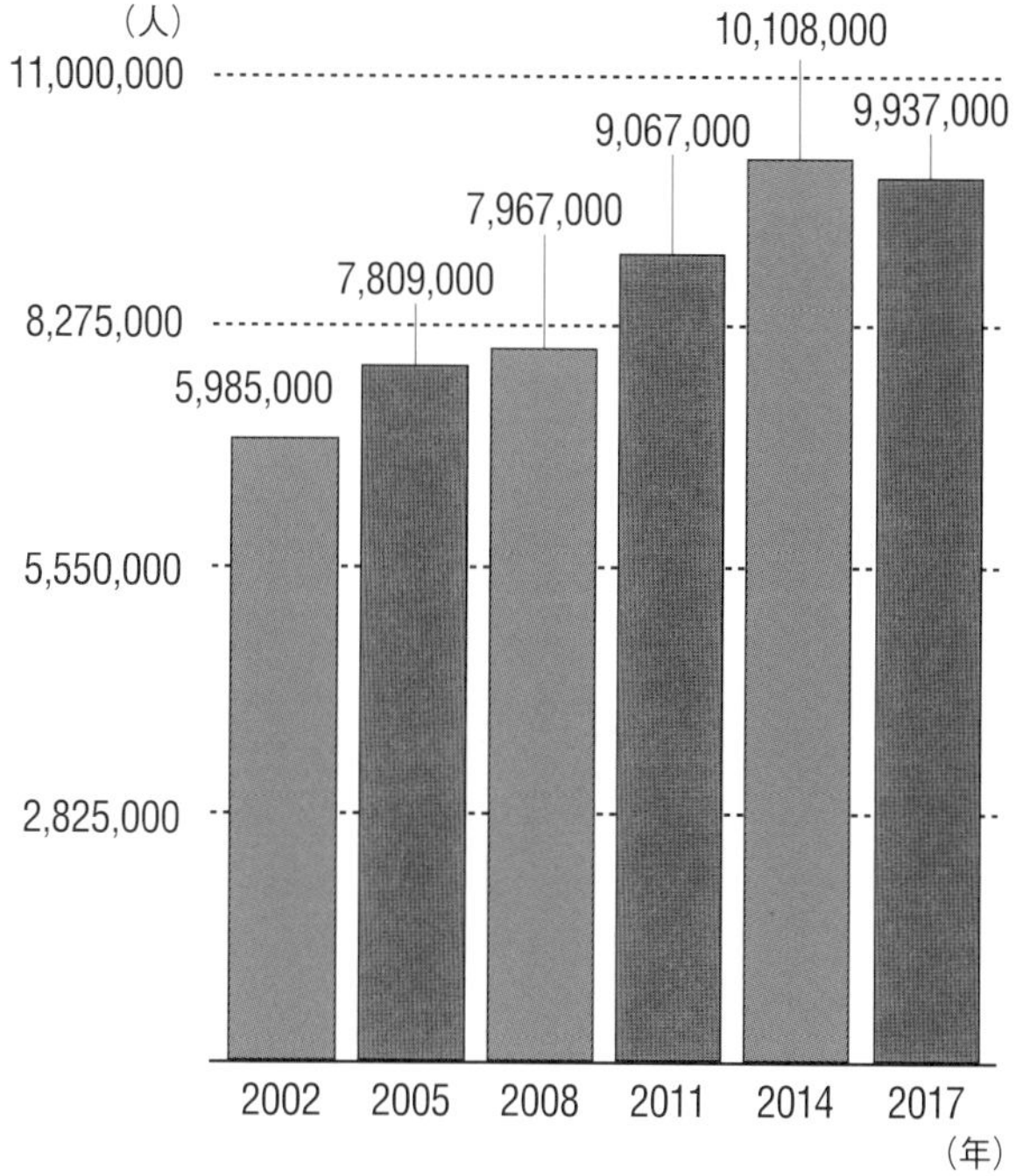

参考資料:厚生労働省の「平成29年患者調査の概況」より

ち切れそうにパンパンに張ります。これが高血圧のメカニズムです。
コレステロールや中性脂肪が血管の壁にこびりつくと、血管はいっそうガチガチにこわばって動脈硬化になってしまいます。

こうなると、血管は拍動の圧力によって破れたり、詰まったりしやすくなります。それが脳出血、脳梗塞などの原因となるのです。

「脳出血は脳の病気でしょう？」というのも間違いではないのですが、血管病の一種と考えましょう。血管病は、血管が多く集まる臓器で特に多く発生します。心臓なら心筋梗塞、狭心症。腎臓なら腎臓病。眼球なら網膜症《もうまくしょう》といった具合です。

高血圧症の基準値は、１４０／90㎜Ｈｇです。上が１４０以上で下が90未満の場合は、（孤立性）収縮期高血圧と呼ばれます。２０１９年に基準値が一部変わり、**「１３０を超えたら高値血圧と分類されて治療が必要」**となったことも知っておきましょう。

17

認知症も血管の病気。だから自己管理で防げる

❗ 脳の血流悪化で、神経細胞が壊れてしまう!

私がいつも、生活習慣病として「認知症」をあげていることに違和感を覚え、「認知症も生活習慣病なの?」と思った人もいるでしょう。

はい。**認知症は生活習慣病です。**最近の研究で、たとえば**アルツハイマー型認知症は、脳の血流が悪くなることで神経細胞が壊れる生活習慣病**と位置づけられています。

認知症は、なぜ起こるのでしょうか。

脳には、常に大量の血液が送られています。脳を健康に保つためには、栄養と酸素をたっぷりと含んだフレッシュな血液が必要です。

しかし、脳は体の一番上部にあります。血液がサラサラで、血管が若々しくないと、重力に逆らって大量の血液を送ることは困難です。

血液がドロドロになり、血管がガチガチになると、**脳に供給される血液が足りなくなり、情報を伝える神経細胞の働きが次第に悪くなります。これが認知症の始まり**です。

つまり、認知症も血管病であり、生活習慣病なのです。

認知症は、大きな社会問題です。軽度の方も含めると全国に1000万人以上の患者がいて、ますます増えると予想されています。そのため厚生労働省も対策に乗り出していますが、より大切なのは、私たちの意識でしょう。

加齢による物忘れと認知症を混同し、「認知症は年を取れば誰でもなる」と考える人が少なくありません。まずは、**物忘れと認知症はまったく違うもの**だと知ることが大切です。**認知症は自分自身の健康管理で防ぐことができる生活習慣病**だということを、しっかり認識しましょう。

18 脳梗塞は着々と進行する。ラクナ梗塞を放置してはダメ

❗原因となる動脈硬化は、エコー検査で正確にわかる

脳の血管病の中で、近年、注目されている生活習慣病が脳梗塞です。**くも膜下出血や脳出血の大きな発作で倒れる前から、小さな脳梗塞が起きている**ことがわかってきたからです。

特に、「ラクナ梗塞」には注意してください。

脳梗塞には、2つのタイプがあります。脳の血管が動脈硬化になって詰まる「脳血栓《けっせん》」と、心臓にできた血栓が脳に流入して血管が詰まる「脳塞栓《そくせん》」です。

脳血栓の中で、**脳の深部の毛細血管が詰まって起きるのが、ラクナ梗塞**です。

脳に入った太い主幹脳動脈は、次第に枝分かれしていきます。脳の深部のご

く細い血管を「穿通枝《せんつうし》」といいます。穿通枝が詰まると、深部の脳細胞が壊死《えし》します。これがラクナ梗塞です。**「数秒だけ指先が痺《しび》れた」「瞬間的に舌がもつれた」などの自覚症状があったら、ラクナ梗塞の可能性がある**といえます。

大きな症状ではないので、「一瞬あせったけど、でも大丈夫」などと忘れてしまいやすいのですが、これを見過ごすと重篤な症状になりかねないのです。再発防止のためにも生活習慣病の治療をしましょう。

脳の血管を詰まらせる血栓は、動脈硬化によってできます。動脈硬化は、脂質異常症や高血圧、糖尿病が原因で起きますから、ラクナ梗塞も血管病の代表的な症状といえます。脂肪肝が進むことで発症する生活習慣病の一種だともいえるのです。

動脈硬化があるかどうかは、頸《けい》動脈のエコー検査で正確に知ることができます。健康診断で血圧や血糖値が引っかかったら、専門医でエコー検査を受けること、そして必要な治療をすぐに開始することをおすすめします。

ラクナ梗塞

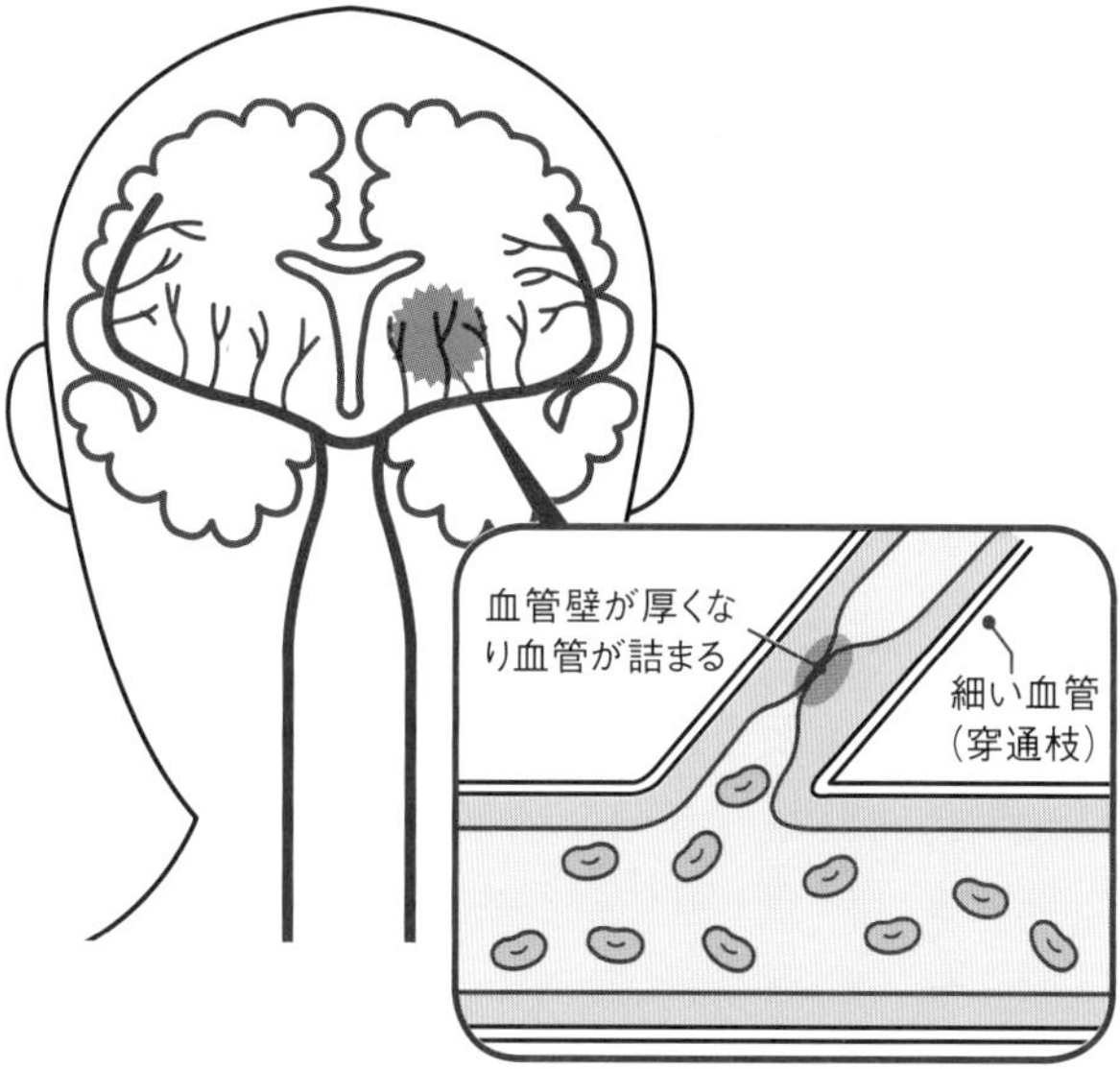

脳の深部にあるごく細い血管で梗塞が起こる小さな梗塞をラクナ(小さなくぼみの意)梗塞という。詰まった血管の場所によって異なった症状が発生する。MRI検査を受けると、脳梗塞の跡があるかわかる。
本格的な脳梗塞を防ぐには、脳梗塞体質を改善する必要がある。そのためには、本腰を入れて食習慣、生活習慣の改善に努めること。薬はあくまでも高血圧、血糖値を改善する類のものであり、脳梗塞を防ぐ特効薬はない。

19

脂肪肝と糖尿病の負のスパイラルを断ち切るには

❗ 中性脂肪と血糖は、姿を変えた表裏の関係

高血圧と並んで血管を老化させる大きな原因が、**高血糖**です。**血糖値が高い血液はドロドロして流れが悪くなります**。これが血管を痛めつけるのです。特に毛細血管は、詰まったり、破れたりしやすくなります。

厚生労働省によると、2017年の日本の糖尿病患者数は、328万人超とされます。「え？　糖尿病の人は1000万人、と述べていましたよね」と思うかもしれません。しかし、厚労省の数字は、空腹時血糖値が、糖尿病の基準値である126㎎／dℓを超えた深刻な状態の人が対象。予備軍を含めれば、高血糖の人は、やはり1000万人ほどだと推定されるのです。

糖尿病の総患者数の推移

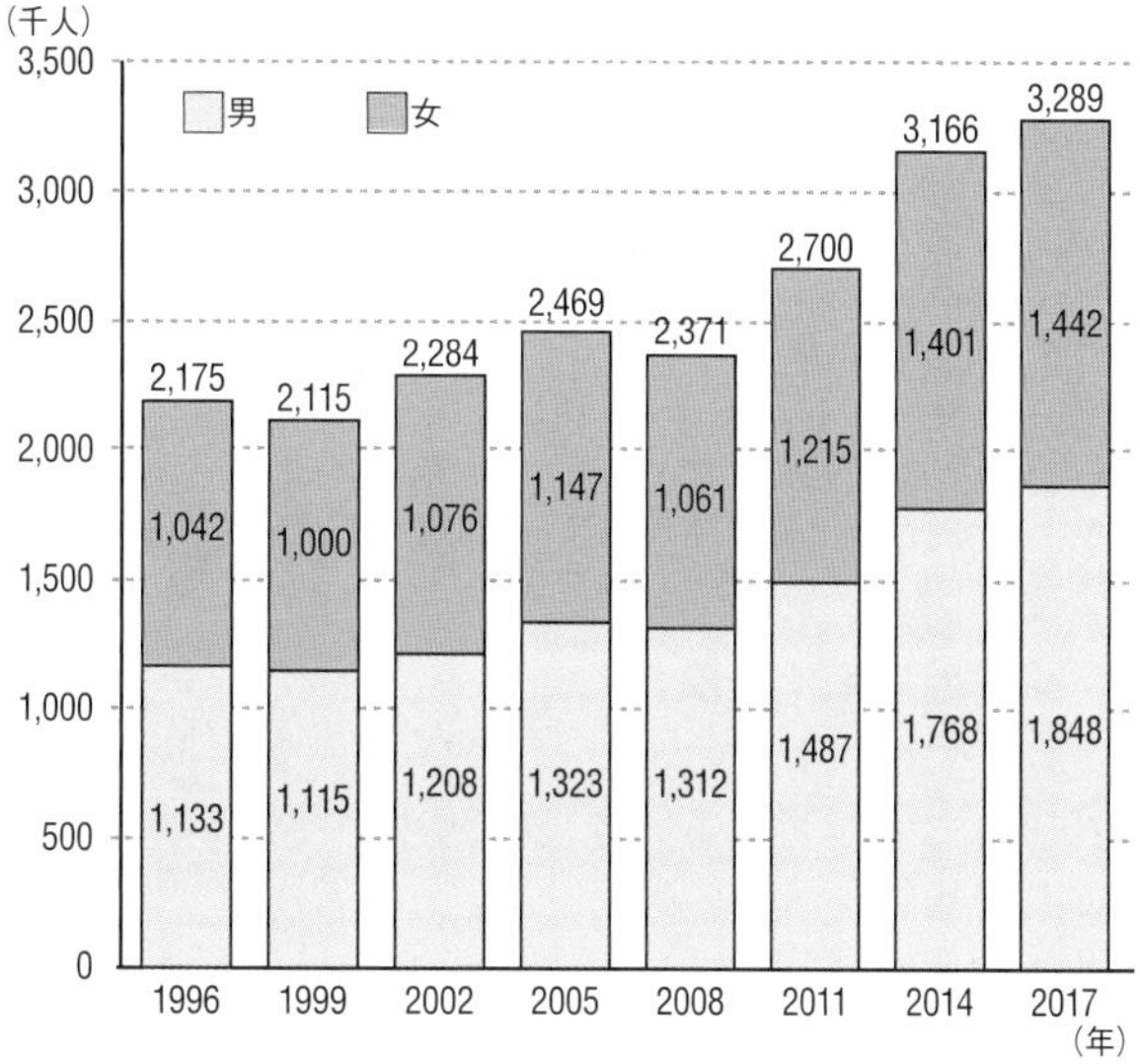

※総患者数とは調査日に行なっていないが継続的に医療を受けている者を含めた患者数(総患者数＝入院患者数＋初診外来患者数×平均診療間隔×調整係数《6/7》)。2011年調査については、東日本大震災の影響により宮城県のうちの石巻医療圏、気仙沼医療圏および福島県を除いた数値。

参考資料:厚生労働省の「平成29年患者調査」より

糖尿病は、脂肪肝とともに負《ふ》のスパイラルを形成しています。

脂肪肝は、肝臓に中性脂肪が溜まった状態。糖尿病は、血液中に糖質が過剰に流れ込んで発生する病気です。両者は別物のようなのに、なぜでしょうか。

中性脂肪と血糖は、実は姿を変えた表裏の関係にあるからです。

両者の関係を取り持つのが、膵臓《すいぞう》から分泌されるインスリンです。インスリンは、血液中の糖質を肝臓に取り込むときに働きます。

血糖値が高くなると、血液がドロドロになってさまざまな悪影響が出るので、体はインスリンを分泌させ、糖質を肝臓に取り込みます。肝臓は、取り込まれた糖質を中性脂肪として蓄えます。

つまり、糖尿病になって血糖値の高い状態が続くと、肝臓の中性脂肪がどんどん増えるのです。これが脂肪肝の要因になることは、いうまでもありません。

さらに、**肝臓が中性脂肪でパンパンになり糖を蓄えられなくなると、糖尿病が進んでしまいます**。これが負のスパイラルです。

20

一体なぜ？　歯周病が脂肪肝、糖尿病を悪化させるしくみ

！全身で悪さをするサイトカインは、歯周病から生まれる

糖尿病と脂肪肝は、さらに歯周病とも負のスパイラルを形成していることを知っておきましょう。

歯周病菌が侵入して歯周病になると、周辺の細胞から、炎症性サイトカインという物質が産生されます。この**サイトカインには、インスリンが血液中の糖質を肝臓に取り込むのを阻止《そし》する作用がある**のです。

そのため、サイトカインが血管に入って全身に運ばれると、血糖値が上がって糖尿病が進行します。血糖値が上がれば、肝臓が中性脂肪でパンパンになり、脂肪肝が進行します。そして糖尿病もさらに悪化し、歯《は》茎《ぐき》などの毛細血管がもろくなって出血しやすくなり、歯周病に悪影響を及ぼすのです。

これが、糖尿病と脂肪肝、そして歯周病の負のスパイラルです。

2013年に東京医科歯科大学が、医科と歯科が連携する興味深い実験を行ないました。歯周病と糖尿病の両方がある患者さんを2つのグループに分け、1つのグループには歯周病の治療だけを行ない、もう1つのグループには糖尿病の治療だけを行ないました。

すると、**どちらのグループも、歯周病と糖尿病の両方が改善した**のです。

それまでも歯周病と糖尿病の関係は研究されていましたが、この実験によって、関連性はさらに明らかになったといえます。

本書の脂肪肝解消法をしっかり実践しても**血液検査の数値がなかなか改善しない場合は、歯周病が邪魔をしている可能性もある**と考えられます。歯科医に歯周病がないかチェックしてもらってください。その際に、歯石除去のクリーニングをしてもらうと、歯周病の予防にもなって一石二鳥です。

3つの病気が引き起こす負のスパイラル

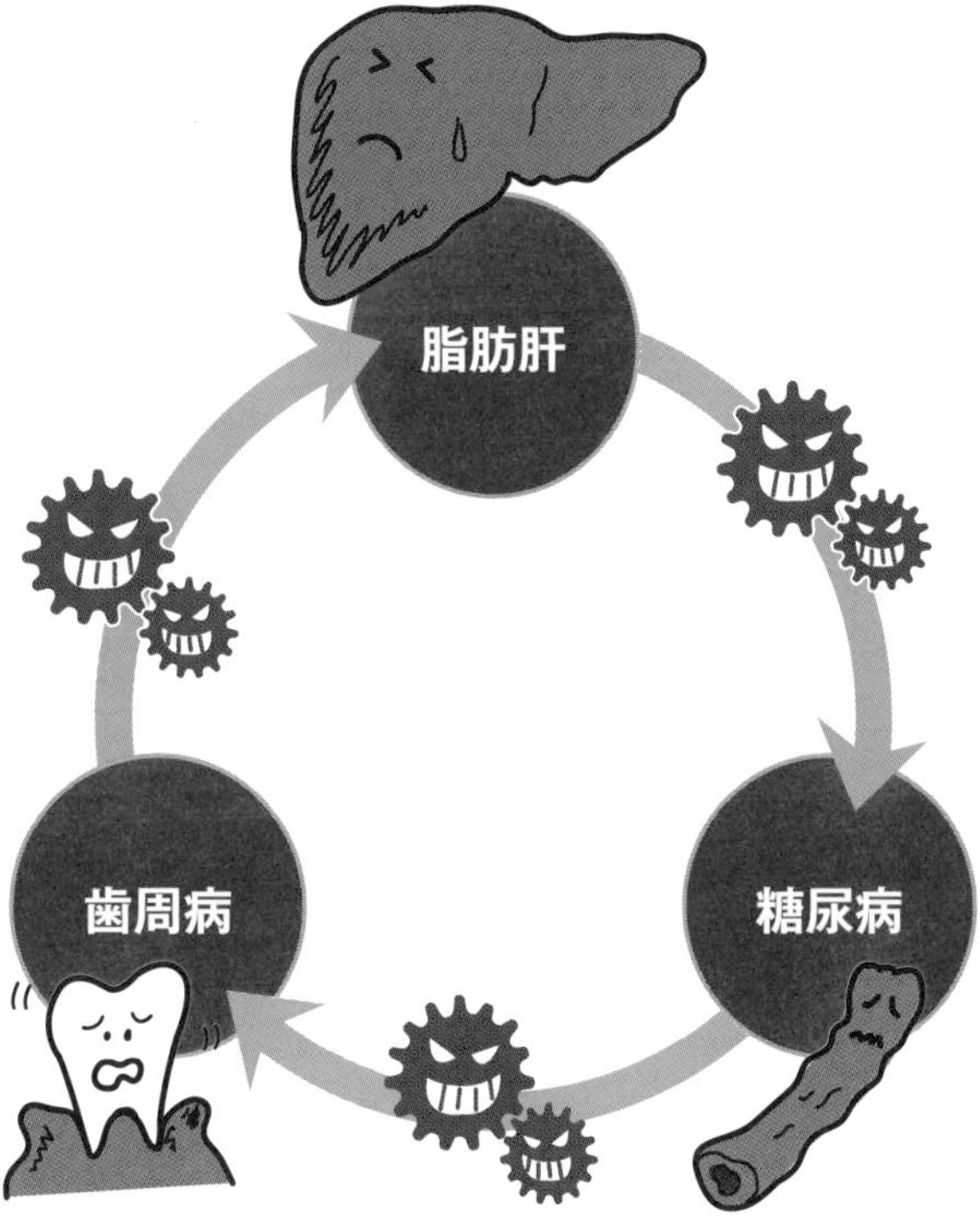

炎症性サイトカインは歯周病の周辺の細胞から産生され、全身をかけめぐって悪さをする！　毎日の歯磨きはもちろん、定期的に歯石クリーニングもしよう。

21

子どもに糖尿病が急増中。ポテチ、ジュースに用心を

❓子どもを生活習慣病から守るには？

近年、子どもたちに脂肪肝や糖尿病が増えていることが大きな問題になっています。

生活習慣病は、かつて「成人病」と呼ばれ、大人になってからかかる病気とされてきました。それが子どもたちに広がっているのは、なぜでしょうか。

やはり、食生活と運動不足という生活習慣の乱れが原因です。

食生活では、子どもが**ポテトチップスなどのスナック類を食べるようになったこと**が、まっ先にあげられます。ジャガイモやトウモロコシなどの安価なでんぷんを主原料とし、油で揚げ、それに塩をたっぷりとかけているのですから、

これらのジャンクフードは糖質と塩分の塊です。糖質は生活習慣病の元凶ですし、塩分は高血圧の黒幕。体にいいわけがないのです。

さらに、**清涼飲料水を多量に飲むようになったことが問題**です。砂糖や、後述するブドウ糖果糖《かとう》液糖が多く含まれ、健康な大人が飲んでも血糖値が急上昇します。

ポーランドでは、ポテトチップスや清涼飲料水に高い税金をかけています。健康を害する点で、たばこと同じというわけです。

運動不足ということでは、外で遊ばずスマホやゲームに没頭している状況が、子どもの生活習慣病を加速させているといえます。運動は生活習慣病のリスクを大きく低減させてくれるのですが、それをしないのですから、脂肪肝や糖尿病になっても仕方がありません。

生活習慣病から子どもを守るのは、親の責任です。しっかりとした指導をしてあげてください。

22

「我慢不要」の、糖質ちょいオフ・ダイエットを始めよう

脂肪肝と生活習慣病を撃退する新習慣

脂肪肝と生活習慣病を撃退するために私が最もおすすめするのは、**「糖質ちょいオフ・ダイエット」**です。やり方は難しくありません。たとえば「白米を一日3回食べる人は2回に」「お酒のシメのラーメンをウーロン茶に変える」といったことで、糖質を少し減らすだけです。つらい我慢《がまん》は不要です。

それに、次のような簡単な習慣を加えれば、素晴らしい効果を得られます。

・**ご飯からでなく野菜や肉から食べ、フルーツを控える**（第3章）
・**高カカオチョコレートを食べる**（第4章）
・**早食いをしない**（第5章）　・**スロースクワットをする**（第6章）

これらを次章から、順に紹介していきましょう。

第3章

たった1週間で、肝臓はグッとよくなる

心身が整う「糖質ちょいオフ・ダイエット」の奇跡

23

ご飯をたった15％減らすだけで、脂肪肝はよくなる

❗炭水化物をカットした分は、肉や野菜で補おう！

「糖質ちょいオフ・ダイエット」は、具体的には、こんなことをします。

・ご飯ＯＫ。ただ、小ライスにするなど控えめにする
・お酒ＯＫ。ただ、シメのラーメンは避ける
・カロリーは気にしない。糖質の低い食べ物を選べばＯＫ

「これだけで糖質制限になるの？」「ダイエットにしては簡単すぎる」と思うかもしれません。でも大丈夫です。説明しましょう。

日本人の平均的な栄養摂取バランスは、こうなっています。

×炭水化物６：たんぱく質２：脂肪２

摂取している栄養のうち、約6割を炭水化物（糖質）が占めています。これを次のように変えるのです。

◎炭水化物５：たんぱく質３：脂肪２

炭水化物を15％カットして、全体に占める割合を約5割にします。**その15％こそが、脂肪肝のもとになる余分な糖質**だからです。

ご飯やパンなどの**主食を15％減らし、その分、肉や魚、野菜などを多めに**します。缶コーヒーやお菓子など、主食以外の糖質を減らすならば、ご飯は10％ほど控えるだけでＯＫです。

一日の**糖質摂取量の基準値は、男性250g以内、女性200g以内**です。

軽めの脂肪肝なら、1週間ほど糖質ちょいオフ・ダイエットをするだけで、かなりの改善が期待できます。

努力も薬もいりません。ぜひ実践してみてください。

24

ご飯1杯の糖質は55g！代わりに糖質ゼロの肉を

❗ランチのおすすめは、肉か魚と小ライス

糖質が多い食品と、たんぱく質が多く糖質の少ない食費を左ページにまとめました。ふだんのなにげない食事に、いかに多くの糖質が含まれているかをチェックしてみてください。

ご飯、食パン（2枚）、うどんなどの主食は、55g程度の糖質を含んでいるとざっくり覚えましょう。たとえば、ご飯を一日に3回（4杯）食べると、それだけで220gの糖質になります。糖質ちょいオフ・ダイエットの一日の糖質基準値である男性250gに迫り、女性200gを超えてしまうのです。

一方、肉、魚、卵などの動物性たんぱく質には、ほとんど糖質が含まれてい

糖質が多い食品・少ない食品

	食品名	糖質(g)	たんぱく質(g)	カロリー(kcal)
糖質が多い食品	ご飯(1杯)	55	3.8	252
	食パン(1枚)	26.6	5.6	158
	かけうどん	58.5	9.9	307
	かけそば	47.3	11.6	268
	スパゲティミートソース	77.7	21	614
	ショートケーキ	51.1	8.1	378
	じゃがいも(110g)	16.1	1.6	75
	かぼちゃ(60g)	10.3	1.1	55
	和風ドレッシング(大さじ1)	2.4	0.5	12
糖質が少ない食品	豚ヒレ肉(100g)	0.1	14.2	386
	鶏ひき肉(100g)	0	20.8	160
	ナチュラルチーズ(20g)	0.2	5.3	65
	さばの水煮缶詰	0.3	33.4	304
	卵(1個)	0.1	6.1	75
	オリーブオイル(大さじ1)	0	0	166

参考:「日本食品標準成分表2015年版(七訂)」(文部科学省)
『食品別糖質量ハンドブック』(洋泉社)

ません。ゼロと考えていいでしょう。

ご飯1杯をやめて、代わりにハムエッグを食べれば糖質を55gも減らせますし、栄養的にもバランスがよくなります。

糖質ちょいオフ・ダイエットは、空腹を我慢しないことを前提にしています。お腹をグーグーいわせながらのダイエットは続かないし、ストレスになるからです。糖分を減らした分、ほかの栄養を摂取することでエネルギーを確保し、空腹を感じないようにしましょう。

注意したいのは外食です。最近は糖質オフのメニューも増えつつありますが、まだまだ糖質過多。たとえば、牛丼は並盛りで95g、大盛りだと115gも糖質を含みます。ラーメン、うどん、パスタなども同類であり、パクパク食べていれば、あっという間に糖質摂取量が増えてしまいます。

外食するなら、小ライスにするか、あるいはご飯を食べず、代わりに肉や野菜のメニューを1品増やすようにするのがおすすめなのです。

25 おにぎり3個と缶コーヒーで、たちまち血糖値は危険ゾーンに

❗ステーキ160gは、血糖値にほとんど影響せず

糖質の多い食事と、ほとんどない食事では、実際にどれくらい肝臓の負担が違うのでしょうか。糖尿病歴10年の編集者Nさんが、「自分の食生活を改善したいので、試してみたい」と申し出てくれたので、健康に問題の出ない範囲での簡易実証実験を、いくつか行なってみました。

まず、2日間にわたって朝食を抜き、次のような昼食をとってから、それぞれ食後の血糖値を測定しました。

①1日目　コンビニのおにぎり3個と缶コーヒー
②2日目　ファミリーレストランのサーロインステーキ160g

おわかりの通り、1日目は糖質が多い食事です。

一日目の血糖値は、**食後30分からみるみる上昇し、1時間後には危険ゾーンの300㎎／㎗をオーバー**してしまいました。2時間たってもまだ上昇を続けていたほどです。肝臓にかなりの負担がかかったことは、間違いありません。

2日目は、糖質がほとんどない食事です。

血糖値はわずかにピクリと上がっただけで、安定をキープしました。何時間たってもほとんど変化はなかったのです。肝臓の負担は少なかったでしょう。ファミレスのホームページによると、ステーキソースに約7ｇの糖質が使われているそうです。わずかに上昇したのは、ソースによるものと思われます。

なお、血糖値の測定には、採血しなくてもセンサーで簡単に測れる自己計測器「ＦｒｅｅＳｔｙｌｅリブレ」を使いました。使い勝手がいいので、血糖値の自己管理をしたい人には、おすすめです。

おにぎり３個＋缶コーヒーを食べたあとの血糖値の変化

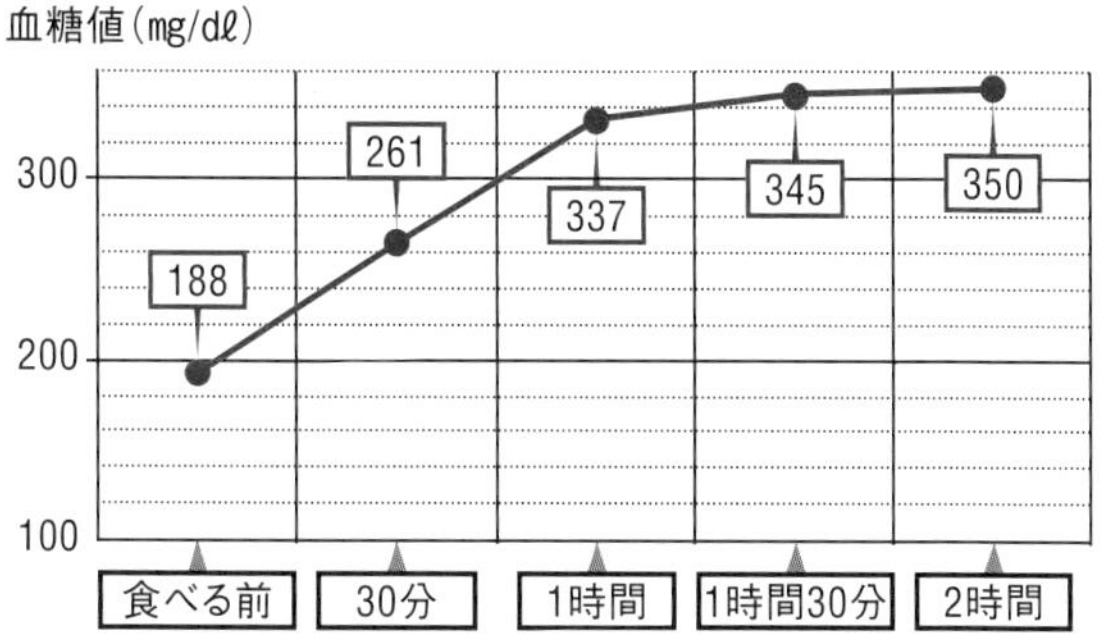

サーロインステーキ（160g）を食べたあとの血糖値の変化

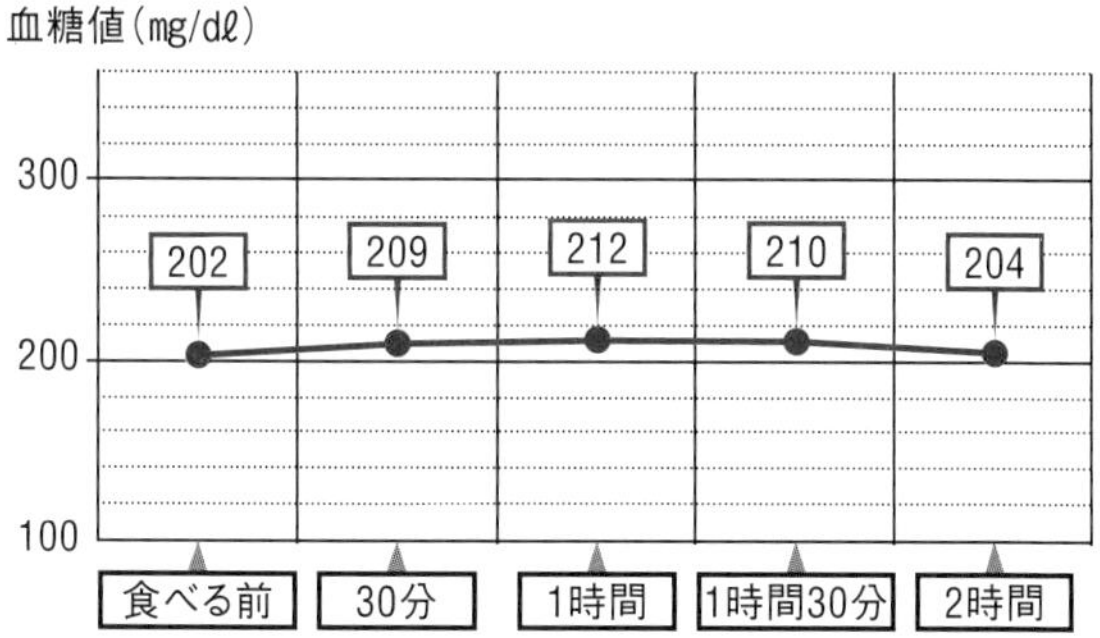

26

パンもうどんも糖質！　炭水化物から食物繊維を除くと、残りはほぼ糖質！

❶脂肪肝と糖尿病の元凶となり得る糖質の種類

これほどまでに肝臓に負担をかけ、脂肪肝や糖尿病の原因となる「糖質」とは、一体なんでしょうか。その定義は、米や麦などの**穀類**、**芋類などに多量に含まれる炭水化物から、食物繊維を除いたもの**です。「糖」という漢字が付くので甘いものというイメージがありますが、片栗粉《かたくりこ》やコーンスターチなども含まれ、必ずしも甘いものとは限りませんので注意が必要です。吸収が早い順に、単糖類、二糖類、三糖類以上、糖アルコールに分けられます。

①**単糖類**……ブドウ糖や、フルーツに多く含まれる果糖などです。糖の最も小さな単位で、それだけに素早く吸収される特徴があります。

炭水化物から食物繊維を除いたものが糖質だ!

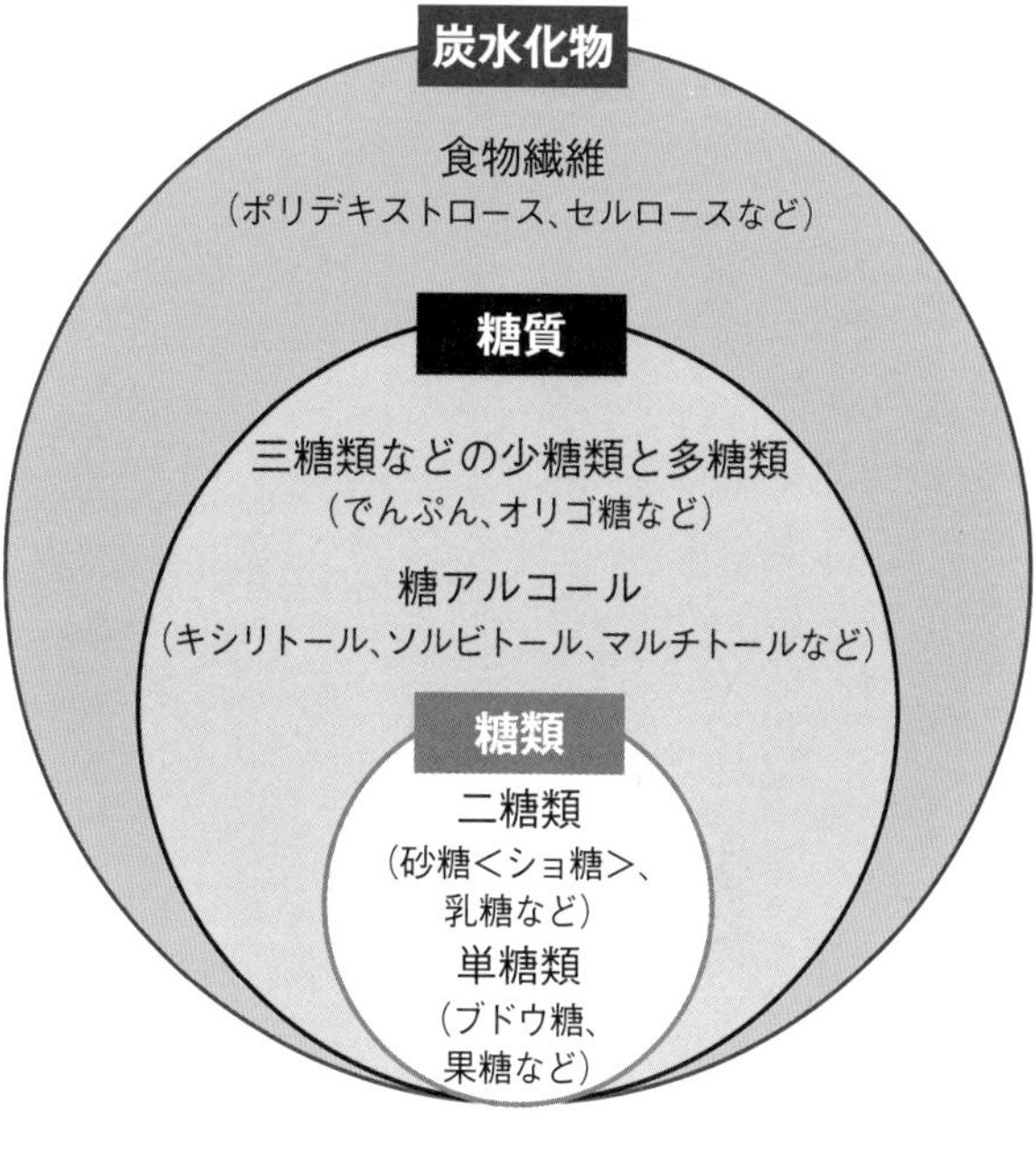

②**二糖類**……砂糖（ショ糖）や、牛乳などに含まれる乳糖などをさします。

③**三糖類以上**…穀物やポテトに多く含まれるでんぷんや、腸を整えるオリゴ糖などです。

④**糖アルコール**…人工甘味料に使われるキシリトールなどで、吸収されにくいのが特徴です。

これらのうち、**二糖類と多糖類は、単糖類に分解されてから吸収されます。**

また、二糖類と単糖類を「糖類」といいます。糖類に、三糖類以上多糖類と、糖アルコールなどを加えたものが「糖質」、という分類もできます。

食物繊維は、人間の消化酵素では分解できず、直接の栄養にはなりません。

しかし、糖の吸収をゆるやかにするなど、生活習慣病を防ぐ効果が大きいことがわかってきました。生活習慣病の増加は、**穀物を精製しすぎて、ご飯やパンなどに含まれる食物繊維が減った**こととと関係があるといわれているのです。

27

食パンよりもライ麦パンが体にいい！これだけの理由

❶うどん1杯だけでも血糖値と血圧が上昇！

炭水化物を多く含むご飯やパン、うどんやラーメンを、どうしても食べたいこともあるでしょう。その代わりにステーキや刺身といった高たんぱく、低糖質の食品をとるのがおすすめですが、かといって、ストレスになるほど我慢するのは、「糖質ちょいオフ・ダイエット」の趣旨に反します。

そこで、どうせ食べるなら、**同じ炭水化物でも糖質が少なく、食物繊維が多いものを選び**ましょう。

たとえば、パンなら、**精製された小麦粉を使った白いパンよりも、ライ麦パンや全粒粉《ぜんりゅうふん》のパンのほうが、食物繊維がはるかに豊富**です。

ご飯も同様です。精製されて食物繊維などが取り除かれた白米よりも、精製前の玄米や五分づき米などを選ぶといいでしょう。**雑穀米、五穀米、胚芽米《はいが》など、食物繊維が多い米を混ぜるのもいい**と思います。

では、うどんやラーメンはどうでしょうか。

うどんは、真っ白に精製した小麦粉を原料にした食品です。**製造段階で大量の塩を使うため、塩分が多い**ことも知られています。

そこで、前出の編集者Nさんに、朝食を抜いて昼にうどんを食べる実験をお願いしました。塩分を多く含む食品なので、血糖値に加えて血圧も測ると、次ページのような結果になりました。

血糖値は、先の「おにぎり3個と缶コーヒー」ほどではないものの、明らかに上昇しましたし、血圧も15㎜Hg上がったのです。麺《めん》と汁の両方に含まれる塩分が血圧を上げたと考えられます。

うどんは、肝臓や血管にやさしい食べ物とは、決していえないようです。

うどん1杯を食べたあとの血糖値と血圧の変化

血糖値

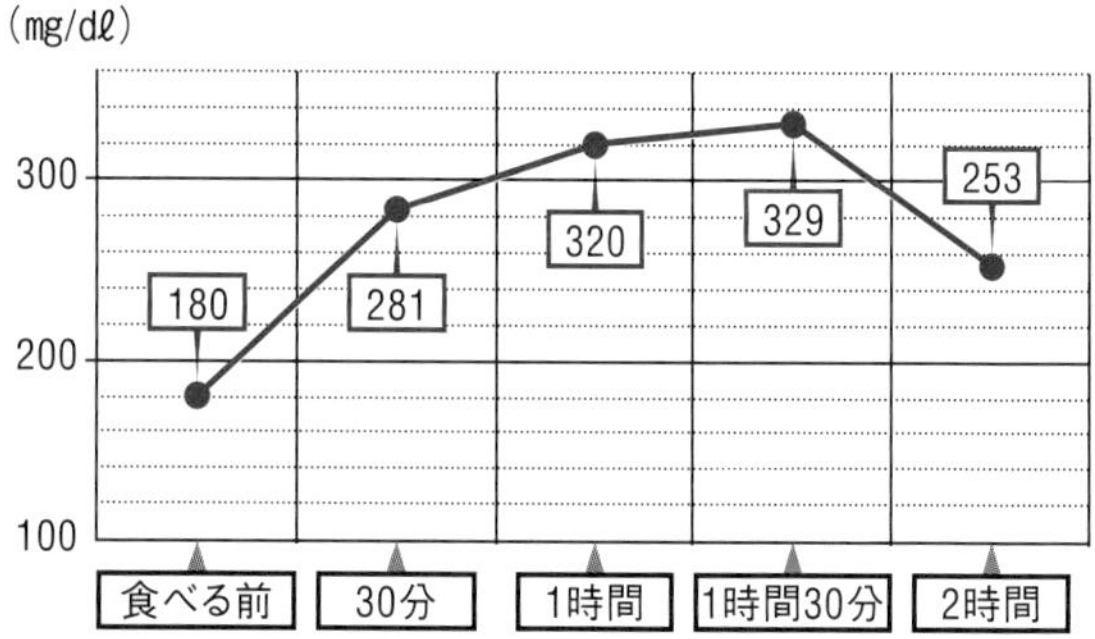

収縮期血圧

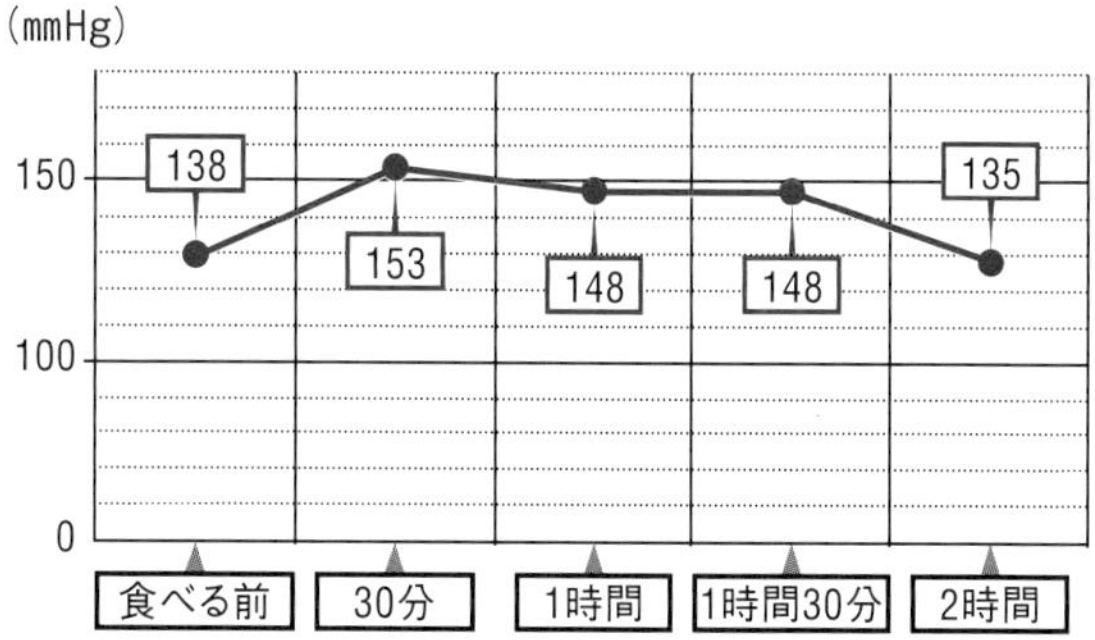

28

シメのラーメンは、肝臓と血管の両方に大ダメージ

❗ 1杯で一日の塩分摂取量を軽く超えてしまう

ラーメンは、うどんよりもさらに肝臓や血管にダメージを与えます。

いくつかのラーメンチェーン店が公表している栄養成分表では、8g以上の塩分を含む場合が珍しくありません。

日本高血圧学会の『高血圧治療ガイドライン』によると、**一日の塩分摂取量の目標値は6g未満**。ラーメンは高糖質、高塩分の代表といえるのです。

特に、**お酒を飲んだあとの「シメのラーメン」は厳禁**にしましょう。ウーロン茶を飲んだりすることで代用したほうがよさそうです。

肝臓による糖代謝は、夜間に活発に行なわれます。シメのラーメンは、糖代

豚骨ラーメンを食べたあとの血糖値と血圧の変化

血糖値

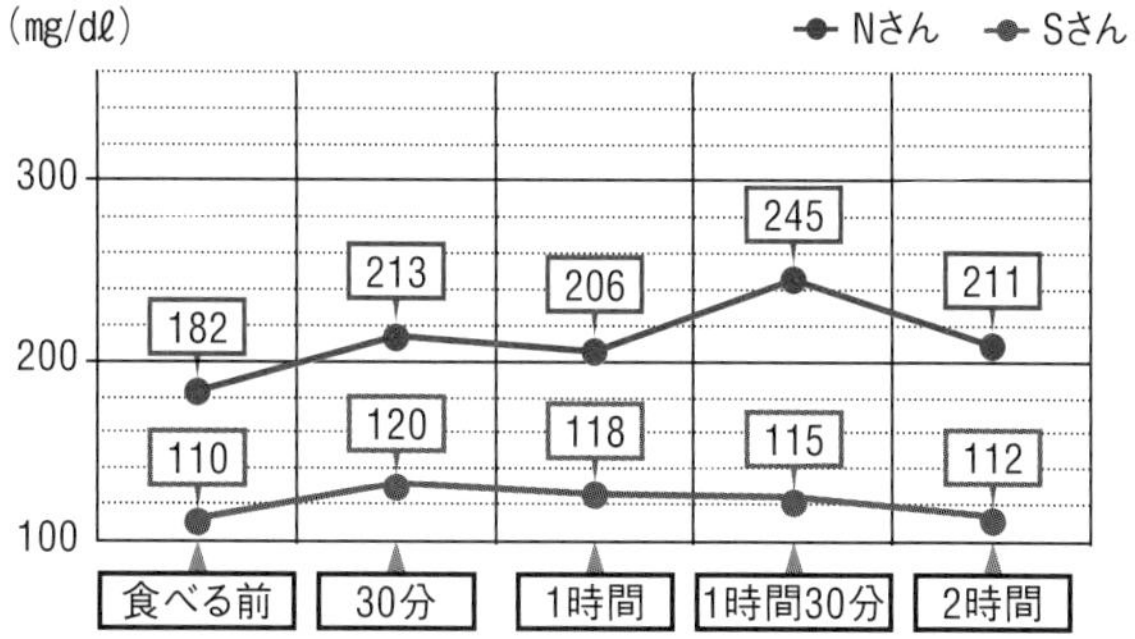

収縮期血圧

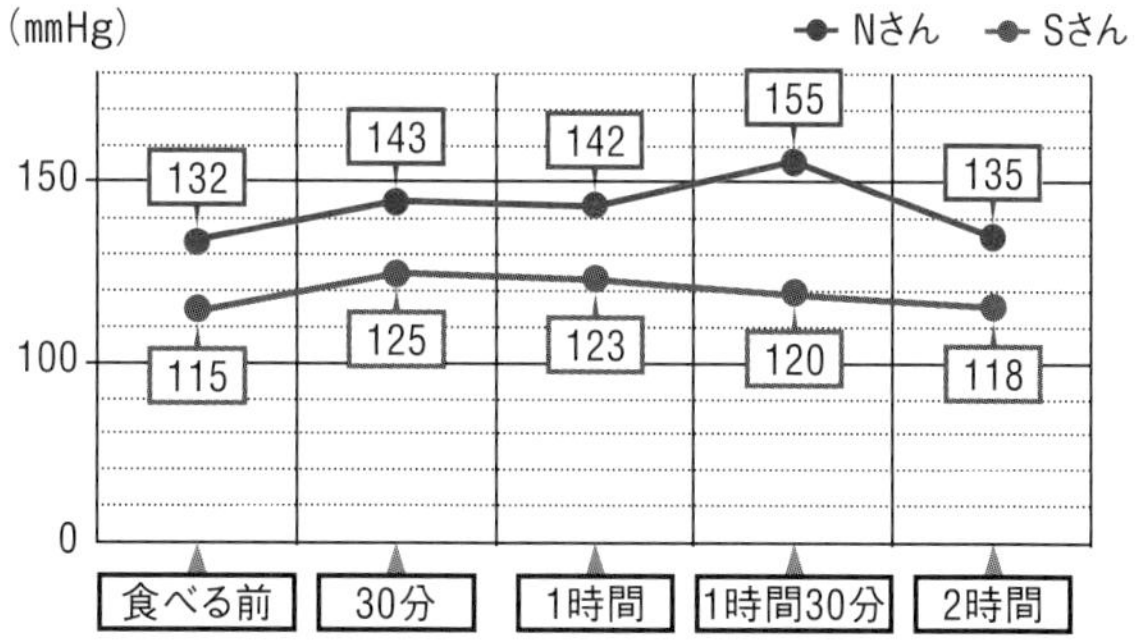

謝が活発なときに、大量の糖質を肝臓に送り込む無謀な行為です。肝臓の中性脂肪は、間違いなく増えます。

また、人間は寝ているときに血圧が20％ほど下がります。その間は血管も休息を取っているのです。しかし、**シメのラーメンを食べると、摂取した塩分によって血圧が上昇し、血管が休めなくなります。**『高血圧治療ガイドライン』では、睡眠中に収縮期血圧が１２０㎜Ｈｇ以上になると、「夜間高血圧」と診断されることも知っておきましょう。

糖尿病歴10年の編集者Nさんと、健康自慢の編集者Sさんの2人に、朝食を抜いたあとに豚骨《とんこつ》ラーメンを食べてもらい、結果を比較してみました。すると、95ページのグラフのように、Nさんは血糖値、血圧ともに上昇しましたが、Sさんにはほとんど変化がありませんでした。個人差もあると思いますが、**ふだんから基準値以下の健康な人は、糖質や塩分を多めにとっても、影響が出ないことがある**ようです。生活習慣の大切さが裏づけられた形になりました。

29 女性は50代から食事の見直しを。糖質摂取量がハンパじゃない！

なんと基準値の2倍以上の糖質をとっている！

女性には特に、糖質のとりすぎに注意してもらいたいと思います。なぜなら、男性は、アルコール性脂肪肝と非アルコール性脂肪肝がほぼ同じ割合なのに対して、**女性は、非アルコール性脂肪肝が圧倒的に多い**からです。

お酒をそれほど飲まないのに肝臓に脂肪が溜まってしまう主因は、いうまでもなく、糖質のとりすぎです。

「私は節制を心がけているので、そんなに糖質をとっているとは思えません」という人も少なくないと思います。でも、99ページのグラフを見てください。

私がサッポロビール株式会社と一緒に行なった調査の結果です。

すべての年代の男女で、糖質ちょいオフ・ダイエットの一日の糖質摂取量の基準値である男性250g、女性200gをオーバーしています。

特に**50代の女性は、約414gと基準値の2倍以上をとっています。**60代でも338g。これでは脂肪肝になるはずです。

くわしく聞いてみると、昼食に麺類を食べる女性が多いことがわかりました。おいしくて、外食でも手軽にすませられるからでしょう。コンビニなどでも簡単に手に入ります。さらに喉《のど》ごしがいいため、早食いにもなりがちです。

しかし、**うどん、ラーメンはもちろん、各種のパスタ、カップ麺、焼きそば、そうめん、冷やし中華などは、どれも糖質たっぷり。**思った以上に肝臓の負担になっているのです。

間食にスイーツを食べる習慣のある女性も少なくありませんでした。36ページで紹介したAさんのように、常に飴を持ち歩く人もいます。そのような食習慣が積み重なって、肝臓に脂肪が溜まる体質になっていくのです。

日本人の一日の糖質摂取量

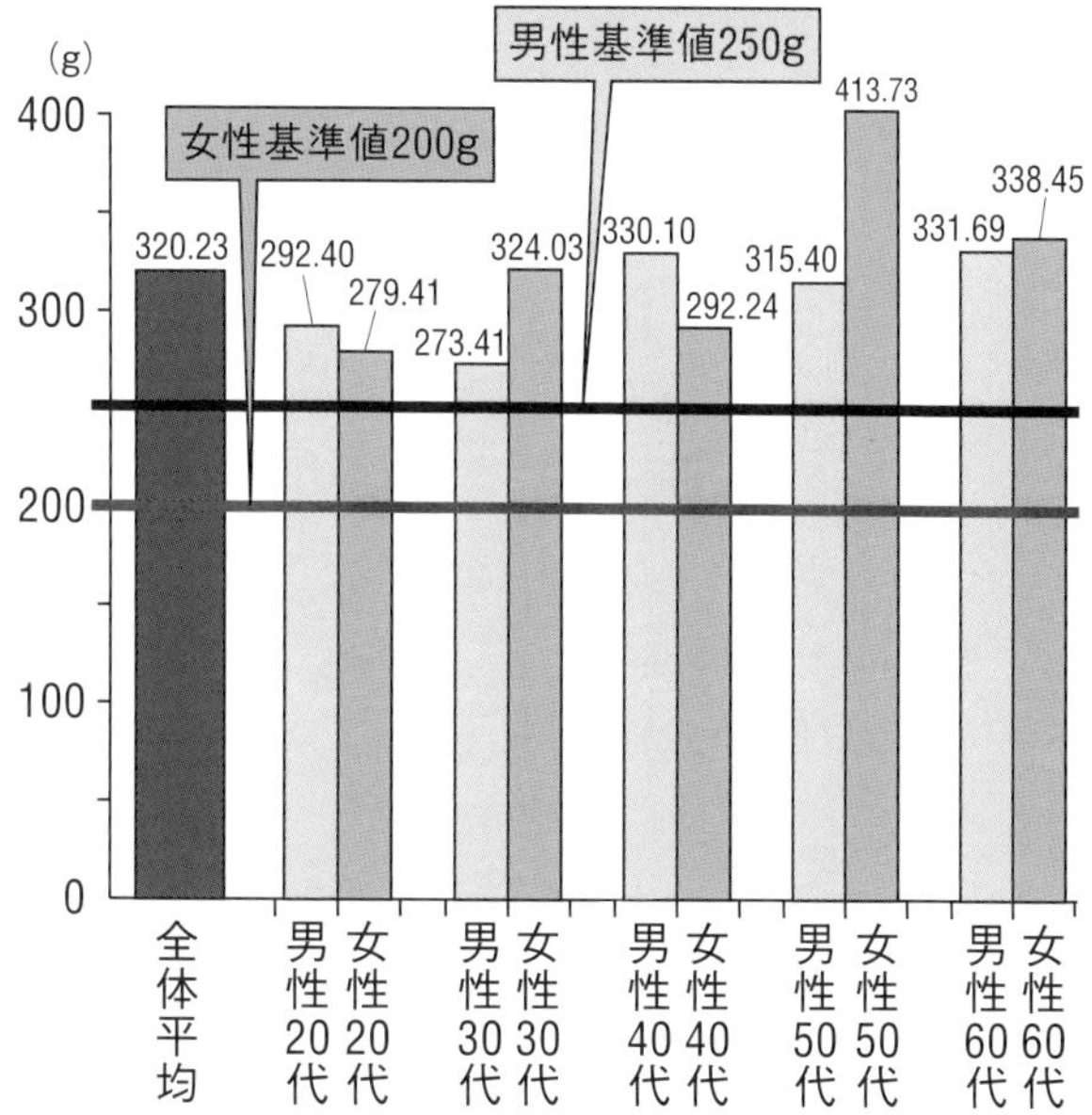

参考資料:サッポロビール株式会社が2015年に全国で実施した「食習慣と糖に関する20〜60代の男女1,000人の実態調査」より。調査監修:栗原毅

30

糖質を減らした分、たんぱく質をとる。健康な老後は30代からの食生活で決まる

❗筋肉を増やすと太りにくく、元気になる

糖質を減らした分は、たんぱく質を食べて補ってください。「しっかり食べたなあ」という満足覚を味わえるうえに、エネルギーを補い、筋肉を増やすことにつながるからです。

一般的に「ダイエットは食事と運動が両輪」といわれますが、実は運動によって消費されるエネルギーは、それほど多くありません。

生命を維持するために**臓器や脳、筋肉が消費する「基礎代謝」のエネルギーのほうが、何倍も多い**のです。

臓器や脳を大きく発達させることはできませんから、基礎代謝を上げるには、

筋肉を発達させることが鍵になります。筋肉はブドウ糖をどんどん消費します。筋肉を増やすと太りにくくなるのは、そのためです。

ところが、筋肉は20代をピークに減り続けます。30代からは、たんぱく質の多い食事と運動で筋肉を意識的に維持、増強する必要があるのです。

それなのに、私のクリニックを訪れる患者さんにも、一見しただけで筋肉不足と感じる人が少なくありません。特に若い女性は、しっかりとした筋肉がついていないようです。

そういう人のほとんどに、脂肪肝の症状があります。

老後に体が衰えて自由に動かなくなってしまう症状を、**フレイル**（虚弱）といいます。**フレイルに陥る一番の原因は筋肉の衰え**（サルコペニア）です。

筋肉がすっかり衰えてから鍛えるのは至難《しなん》の業《わざ》です。若いころから、糖質を控えめにし、たんぱく質を十分に摂取して、運動をするようにしてください。

それがフレイルを防ぎ、脂肪肝を改善することにもなるのです。

31

ダイエットに成功したけりゃ、カロリー計算をやめなさい

❗「1カ月0・5kgなら、4カ月で2kgもやせる!」と考えよう

「ダイエット? いつも挫折するんだ。もうダメ〜」と嘆く人がいます。挫折の原因は、決まって次の2つだと私は思っています。逆にいえば、この2つを避けさえすれば、ダイエットは難しくないのです。

ダイエット失敗の原因① カロリー制限

ダイエットの手法は、大きく「カロリーオフ」「糖質オフ」に分けられます。カロリーオフは、**摂取カロリーを消費カロリーより少なくすればやせる**という、一見、理にかなった考え方です。しかし、大きな落とし穴があります。カロリーの高い食品は、主に、たんぱく質と脂質です。カロリーを減らそう

カロリーダイエットで控えたいもの

ステーキ
ハンバーグ
焼肉
とんかつ
焼き魚
刺身
卵焼き
牛乳
……など

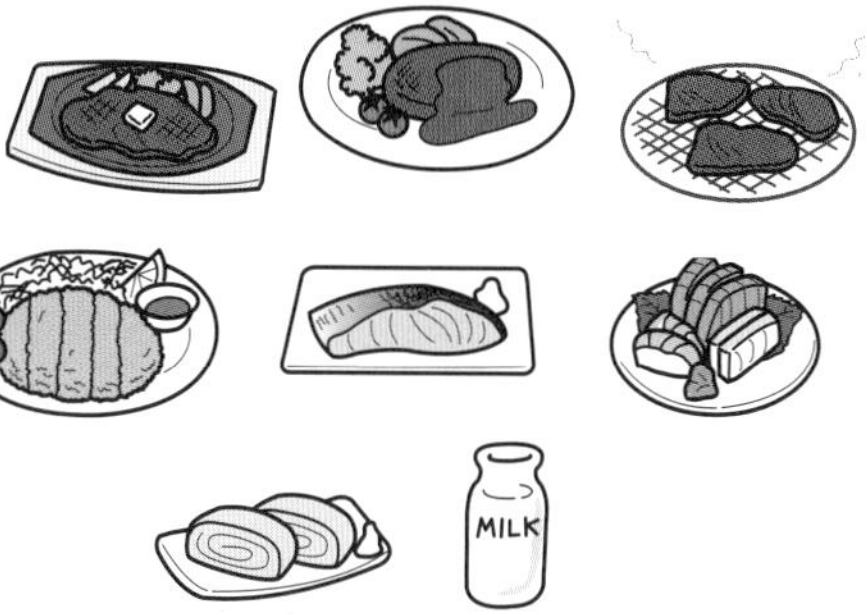

糖質ダイエットで控えたいもの

ご飯
うどん
トースト
スパゲッティ
お菓子
ポテトサラダ
……など

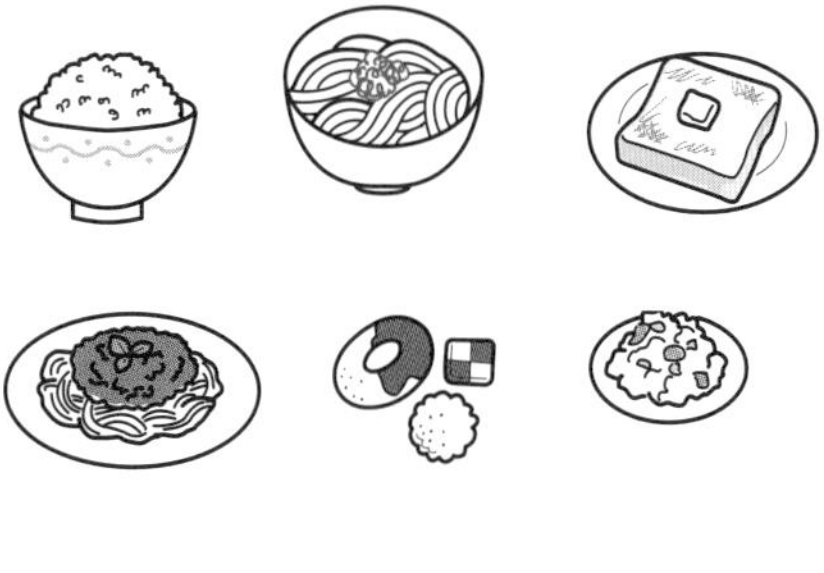

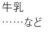

として、肉、卵、牛乳、魚、食用油などを減らすと、本能が「必須栄養が足りない！」と暴走し、猛烈なリバウンドが起こります。

だからこそ栄養素をしっかりとり、空腹ストレスもない「糖質ちょいオフ・ダイエット」が一番なのです。前ページの図のように、カロリーオフと、糖質オフとでは、控えたい食べ物が大きく異なります。あなたなら、どちらを選ぶでしょうか。

ダイエット失敗の原因② 目標設定

「1カ月で3kgやせる」「3カ月で体重2割減」といった大目標は、並外れて強い意志を長く保てなければ、達成できるものではありません。さらに、無理な糖質制限やカロリー制限をすると、リバウンドが起こりやすく、「低栄養性脂肪肝」と呼ばれる脂肪肝にもなりやすくなってしまいます。

私がおすすめするのは、**月に0・5～1kg程度の目標**です。「たった0・5kg？」と笑うかもしれませんが、**4カ月続ければ、2～4kg**もの減量になります。しかも、生活習慣病のリスクが大きく減少するダイエットになるのです。

32

血液検査のすべての数値が改善し、糖尿病の危機から脱出！

たった1つのことをやめたら数値が大改善！

「健康診断の結果が、あまりよくないんです」と、Ｂさん（62歳・男性）ご夫婦が来院したとき、沈んだ表情をしていたのは、奥さんのほうでした。

聞くと、奥さんは、テレビを観るのも健康番組ばかり、ふだんの食事も健康食というように健康に気を配っていて、ウォーキングも習慣にしているそうです。嫌がるＢさんも連れ出し、一緒に歩いているといいます。

「それほど**努力しているのに、健康診断の結果がよくない**なんて、歯がゆくて仕方ありません。なぜでしょうか」と質問されました。

確かに、Ｂさんは、ヘモグロビンＡ１ｃが10・４％と危険レベルです。ＡＳ

T、ALTも理想値より高く、脂肪肝にも確実になっていると考えられます。
そこで、さらにくわしく話を聞くと、Bさん夫婦は朝食に必ずフルーツを一人1つずつ食べていることがわかりました。キウイとバナナをベースに、旬《しゅん》のものを欠かさないといいます。それに加えて、夕食後のデザートに食べることもあるそうです。

Bさん夫妻は、フルーツは健康食だと信じきっていたのです。「健康診断の結果が悪いので、フルーツの量を増やすつもりです」とまでいっていました。しかし、これはまったくの逆効果です。フルーツの食べすぎは、糖尿病や脂肪肝を悪化させるのです。私は、フルーツの習慣をやめるように助言し、Bさん夫婦も、それを受け入れてくれました。

すると、**フルーツをやめた直後から血液検査のすべての数値が改善**し、3カ月後には、ヘモグロビンA1cも基準値に入ったのです。今では、「**フルーツも少しなら、食べていい**ですよ」と、私はBさん夫婦に伝えています。

62歳・男性Bさんの血液検査値の変化

計測日／各目標値		2/20	3/22	4/19	5/22
AST	16(IU/ℓ)以下	20	18	17	16
ALT	16(IU/ℓ)以下	21	18	16	13
γ-GTP	0-80(IU/ℓ)以下	43	35	35	38
HbA1c	4.6-6.2(%)	10.4	8.1	6.9	6.1
血小板数	15(×10^4uℓ)以下	23.6	21.6	23.9	21.6
グルコース	70-109(mg/dℓ)	105	106	98	105
アルブミン	4.5(g/dℓ)以上	4.6	4.8	4.7	4.6

フルーツの食べすぎをやめた日（3/22）

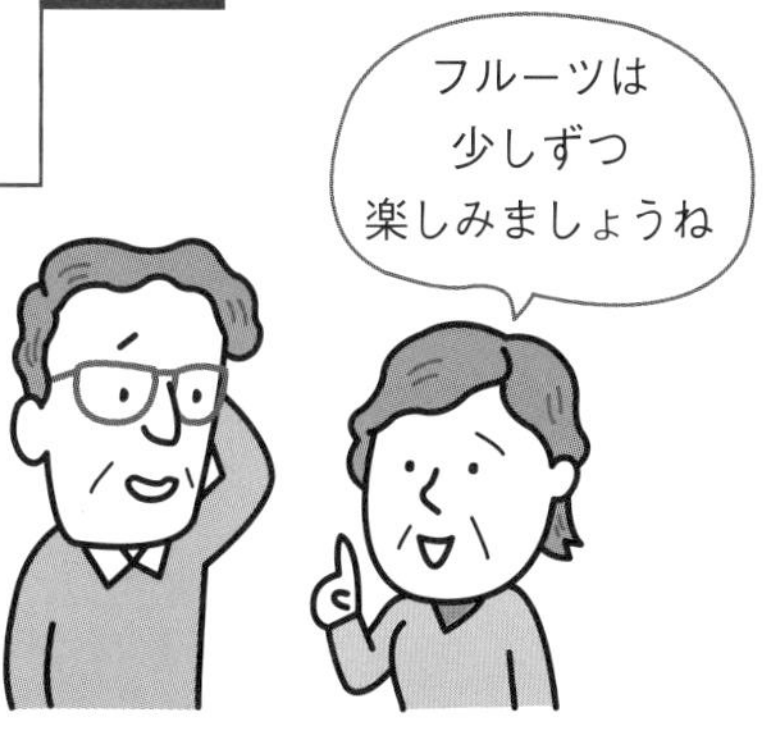

33

深夜の「甘いフルーツ」は、シメのラーメンほどに肝臓の負担になる

❗果糖は、ダイレクトに中性脂肪になる

フルーツには、体にいいミネラルやビタミンが豊富に含まれています。Bさん夫婦のような**フルーツが健康に貢献するという考えは、間違いではない**のです。季節の果物は、大切な食文化でもあります。

しかし、現代のフルーツは、品種改良されて糖度が非常に高くなりました。フルーツの糖質の大半が果糖です。果糖には後述するように特異な性質があるため、過食や常食は、避けるべきなのです。**深夜の果物は、お酒を飲んだあとのシメのラーメンと同じ**だと思ってください。

果糖は、血糖値をダイレクトには上げません。血糖値はブドウ糖の血中濃度だからです。しかし、**果糖は糖質の中で最も吸収されやすく、しっかりとエネ**

糖質の多いフルーツ

	基準量	糖質(g)
りんご	250g(1個)	35.3
洋なし	250g(1個)	31.3
マンゴー	200g(1個)	31.2
柿	180g(1個)	25.7
バナナ	100g(1本)	21.4
はっさく	200g(1個)	20.0
グレープフルーツ	210g(1個)	18.9
桃	170g(1個)	15.1
オレンジ	130g(1個)	14.0
キウイ	85g(1個)	9.4

出典:文部科学省 科学技術・学術審議会 資源調査分科会編「日本食品標準成分表 2015」(政府刊行物:独立行政法人 国立印刷局発行)

ルギーに使われます。

さらに、肝臓に取り込まれた果糖は、いくつかの形に代謝されますが、ブドウ糖にも変換されますから、糖尿病を悪化させるのです。

また、果糖は、ダイレクトに中性脂肪にも代謝されます。このように、果糖は、糖質の中で最も中性脂肪になりやすい物質だといえるのです。だから、フルーツは脂肪肝の原因ともいえるのです。

さあ、ここで、またまた編集者Nさんの登場です。今度は、バナナ2本を食べてもらい、血糖値を測ってもらいました。バナナ1本には、約21gの糖質が含まれています。しかし、それを2本食べても血糖値はほとんど上昇しませんでした。

バナナには果糖が多いからです。このように果糖は、血糖値をすぐには上げません。しかし、しっかりとエネルギーになり、肝臓に取り込まれれば中性脂肪になってしまいます。フルーツの食べすぎには、注意すべきなのです。

バナナ2本を食べたあとの血糖値の変化

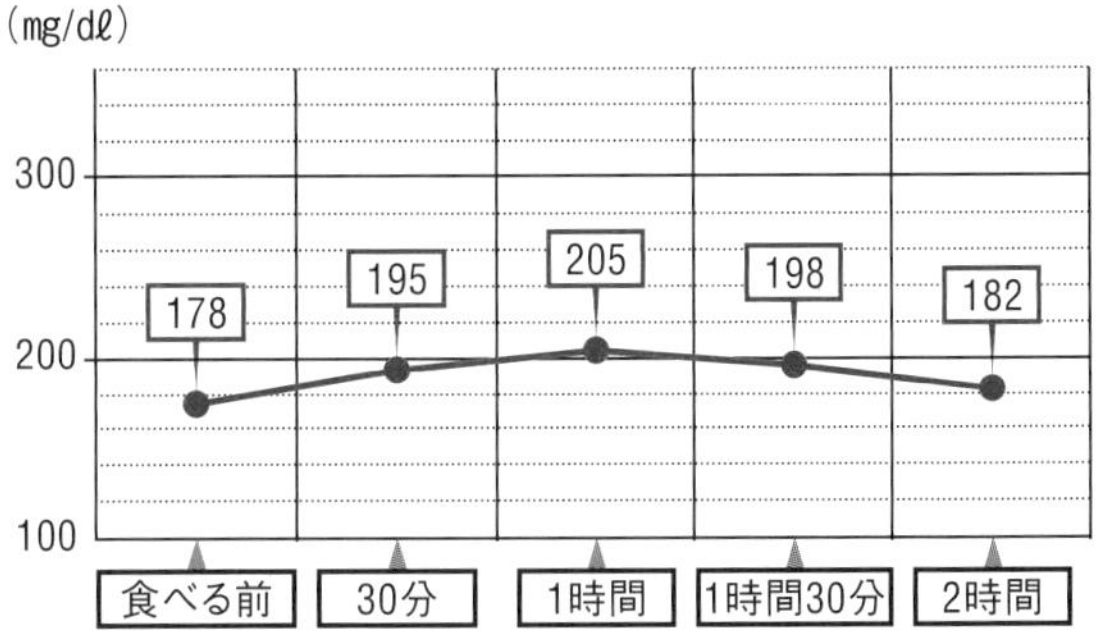

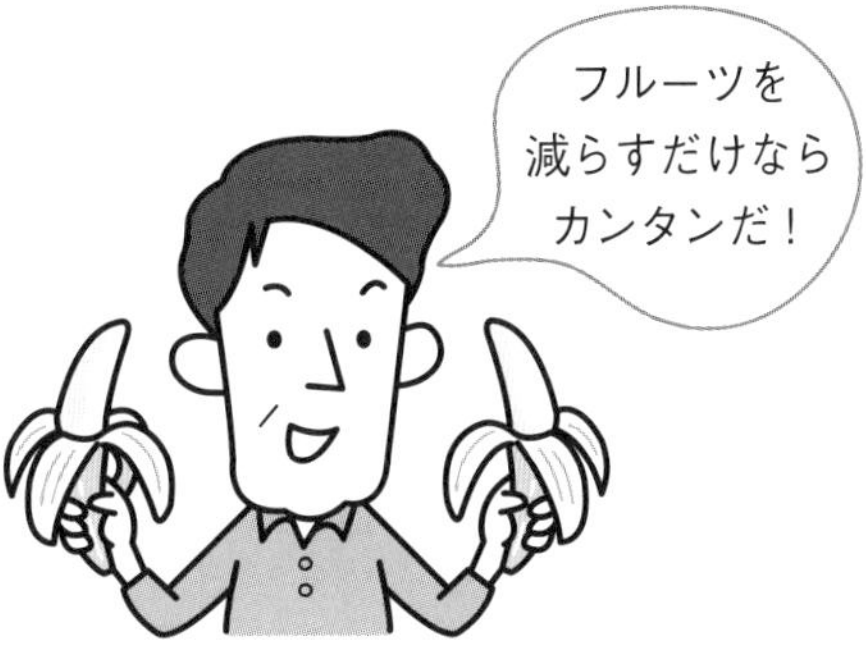

果糖は血糖値をすぐには上げないが、肝臓にはしっかり中性脂肪として溜まっている!

34

ジュース類は糖質過剰のもと。遠ざけるのが賢明

❗スムージーもプラスとマイナスをよく考えて!

繰り返しますが、フルーツをたくさん食べる習慣がある人は、それをストップしてみてはどうでしょうか。脂肪肝が確実に改善するでしょう。

フルーツや野菜をミキサーにかけた飲み物である**スムージーを常飲するのも、考えもの**です。食物繊維やビタミンなどを摂取できるのは長所ですが、同時に果糖も過剰にとっていることに留意したほうがいいと思います。

さらに**問題なのは、市販のフルーツジュースや野菜ジュース**です。飲みやすく、おいしくするために、自然なジュースに糖質を加えている商品が多いからです。知らず知らずにとってしまいがちな糖質に、用心を怠らないことです。

35 飲食物のラベルは、ここをよく見よう。「果糖ブドウ糖液糖」が健康をむしばむ

❗ 水分補給は、糖質のないお茶や水が一番

Cさん（53歳・男性）は、私のクリニックに通い始めてからも、脂肪肝がなかなか解消しませんでした。糖質ちょいオフ・ダイエットは実践しているし、定期的に運動もしています。なぜだろうと首をひねっていましたが、ある日の診察で、ヒントとなる発言がありました。

風呂上がりに、スポーツドリンクを毎日ゴクゴク飲んでいる、というのです。ドリンクの成分を調べると、「果糖ブドウ糖液糖」という甘味料が含まれていることがわかりました。

果糖ブドウ糖液糖は、１９６０年代にアメリカで開発された液体甘味料です。

トウモロコシやジャガイモなどからつくられ、果糖が50%以上、90%未満のものを、果糖ブドウ糖と呼んでいます。

とても安価に製造できるうえ、いろいろな製品に混ぜやすく、冷やしても甘味を感じやすいといったメリットがあるため、スポーツドリンクのほか、多くの清涼飲料水や加工食品に使われるようになりました。


つまり、Cさんだけではなく、私たちの多くが、そうとは知らずに果糖をとりすぎているのです。『トロント最高の医師が教える世界最新の太らないカラダ』の著者であるジェイソン・ファン博士は、**果糖ブドウ糖液糖の発明によって果糖の摂取量が増加**し、アメリカの若者は一日に約73gもとるようになり、それが肥満の増加につながっていると指摘しています。

水分補給は糖質のないお茶や水が一番だと、私はCさんに助言しました。糖質ちょいオフ・ダイエットや運動の効果を台なしにしていたのは、果糖ブドウ糖液糖の多量摂取だったのです。

第4章

効果抜群！「チョコ」と「お酒」の新健康習慣

おいしくって血流や免疫力もアップ

36

「頑固な脂肪肝」には、この秘策をプラス

❗糖質ちょいオフ・ダイエットは必ず継続しよう！

糖質ちょいオフ・ダイエットは、慣れるととても気分がいいものです。

糖質摂取量が減ると、胃もたれや体のだるさを感じることが、かなり少なくなります。肉や魚、野菜を口にするたびに、「ああ、おいしい！」と幸福を感じるでしょう。そのうえ、開始後ほんの1週間ほどで効果が出始め、脂肪肝がどんどん改善するのですから、いいことずくめなのです。

ただ、軽い脂肪肝は短期間でよくなりますが、**頑固な脂肪肝は、糖質ちょいオフ・ダイエットだけでは短期間で改善しにくい場合がある**と思います。

頑固な脂肪肝とは、こんなケースです。

・健康診断などで、肝細胞のダメージの程度を表すＡＬＴが80IU／ℓ以上と診断された
・血糖値が高い
・高中性脂肪血症と診断された
・歯周病がある
・日本酒で3合以上に相当するお酒を毎日飲む（お酒の飲みすぎ）

こういう人は、糖質ちょいオフ・ダイエットを継続しつつ、プラスアルファの健康習慣を励行するのがおすすめです。もちろん、どれも簡単なものばかり。何かを我慢する必要もありません。まずは、**「高カカオチョコレート」と「お酒」を活用して脂肪肝を改善する方法**を紹介しましょう。

「えっ。チョコレートとお酒？」「頑固な脂肪肝の項目に〝お酒の飲みすぎ〟があるけど、飲んでいいの？」と思うでしょう。大丈夫です。すべて科学的なエビデンスに基づいています。活用法は次項から説明します。

37

カカオ分70%以上の高カカオチョコで、血液ドロドロから抜け出す

カカオポリフェノールの抗酸化作用は健康の強い味方

高カカオチョコレートとは、カカオ分を多く含むチョコレートのこと。一般的なチョコレートのカカオ分が30～40%ほどなのに対し、高カカオチョコレートは60～90%以上も含んでいます。黒っぽくて苦みが強いことから、ダークチョコレートやビターチョコレートなどと呼ばれることもあります。

私がおすすめするのは、カカオ分が70%くらいの高カカオチョコレートです。80%、90%でもいいのですが、効果はさほど変わらないうえ、苦くてちょっと食べづらいかもしれないからです。

なお、ホワイトチョコレートやミルクチョコレートといった一般的なチョコレートは、カカオ分が少ないうえに糖分が多く、逆効果になる恐れがあります。

必ず高カカオチョコレートを選んでください。

高カカオチョコレートは多くの有効成分を含んでいますが、**脂肪肝や生活習慣病に最もいいのは、カカオポリフェノール**です。ポリフェノールとは、植物が持つ色素や苦味の成分で、強い抗酸化作用があります。

酸化とは、酸素が結びつくことによって物質が変化してしまうことをいいます。鉄がさびてボロボロになったり、切ったりんごを放置すると茶色くなったりするのが酸化ストレスです。こうした酸化を抑えるのが、抗酸化作用です。

酸化は、私たちの体内でも起こっています。取り込まれた酸素の一部は、体内で**活性酸素に変化して細胞などを酸化させ、老化の要因になる**のです。また、活性酸素が血液の成分と結びつくと、血液がドロドロになってしまいます。

ポリフェノールは、その抗酸化作用によって、脂肪肝などの生活習慣病から私たちの体を守ってくれる強い味方です。

38

5gを一日5回食べるだけ。こんなにおいしくて簡単な健康法はほかにない！

❗高カカオチョコのポリフェノールは赤ワインの5倍

ポリフェノールを多く含む優良食材としては、赤ワインや紅茶もよく知られています。その中でも高カカオチョコレートのポリフェノールは、赤ワインの約5倍と、ダントツに多いのです。少量で大きな効果が期待できます。

小分けで市販されている**5gの高カカオチョコレートを、一日に5回、合計25g食べる**ようにするのがベストです。

高カカオチョコレートには、食物繊維も豊富に含まれます。**糖の吸収をゆるやかにするという食物繊維の効果を生かすために、朝昼晩の食前に3回食べる**ようにしてください。さらに、食間に2回、少し空腹を感じたときに食べると

優良食材に含まれるポリフェノール量

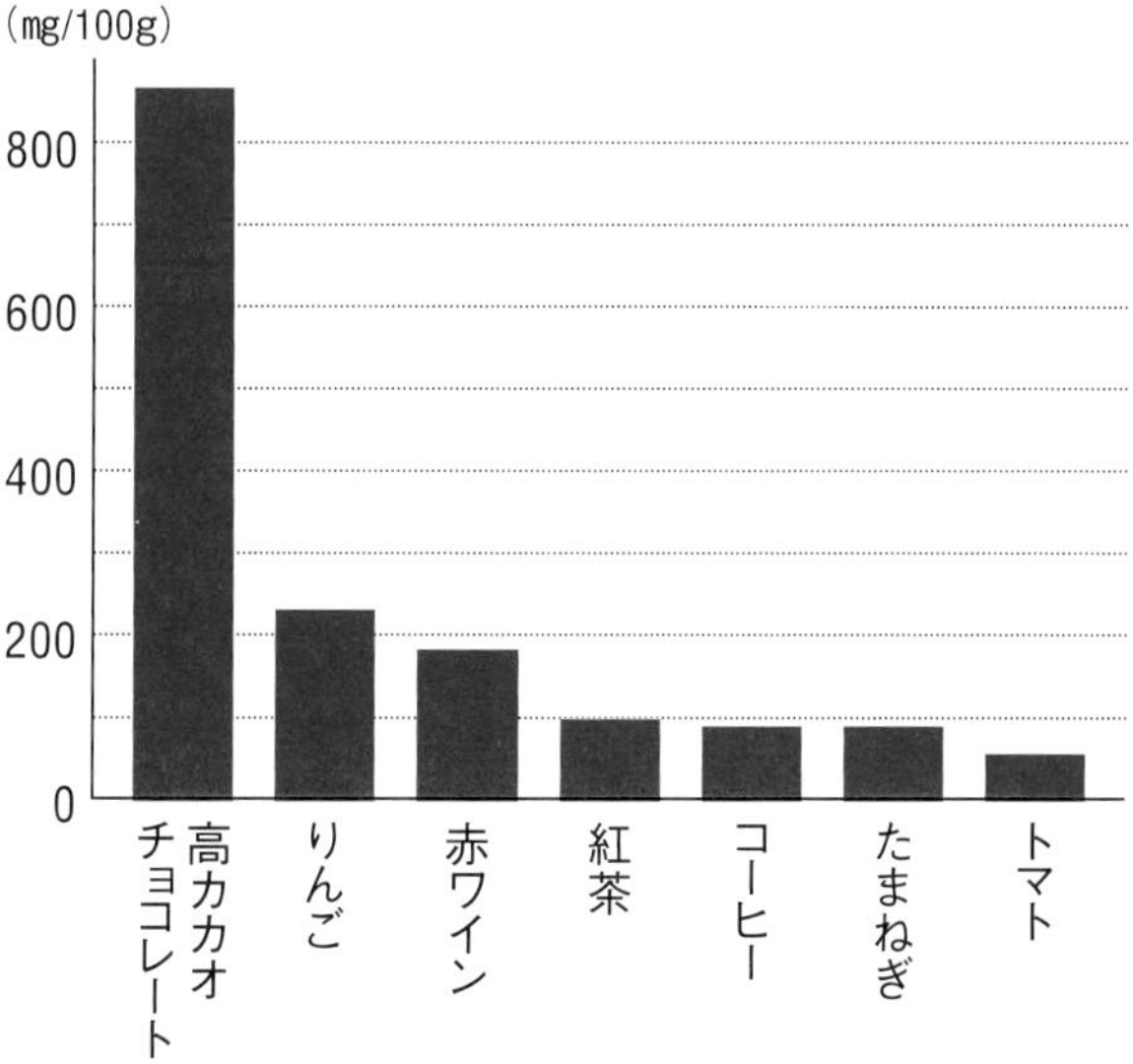

出典:Scabert A and Williamson G.J Nutr 130:20735-855,2000

いいでしょう。

チョコレートの健康効果は即効性が強い一方で、あまり長時間は続かないという特徴があります。**1度にたくさん食べても、パフォーマンスがよくないの**です。その面からも、5gずつを一日に5回食べるのがおすすめなのです。

また、高カカオチョコレートは少量でも食べごたえがあるため、食前に食べると、全体の食事量（特に糖質）を減らす効果もあります。

クリニックに来る患者さんたちに高カカオチョコレートをすすめると、ほとんどの人が素直に実行してくれます。「もっと野菜を食べましょう」「運動してください」といったアドバイスを聞かなかった人でも、高カカオチョコレートだけは、うれしそうに食べてくれるのです。

それほど、ハードルが低く、始めやすい改善方法だといえます。ぜひ、試してみてください。

39

海外でも立証ずみ！高カカオチョコは糖尿病にもいい

❗高カカオチョコなら糖質、脂質も気にならない

高カカオチョコレートは、血糖値を下げる効果も大きいことがわかっています。「甘いチョコを食べて血糖値が下がる？　あり得ない！」と疑う人は、125ページのグラフを見てください。イタリアのサン・サルバトーレ病院のグラッシー先生らが行なった実験の結果です。

健康な成人15人を2つのグループに分けて15日間、一方には高カカオチョコレートを、もう一方にはホワイトチョコレートを食べてもらいました。

その結果、**高カカオチョコレートを食べたグループの血糖値が、明らかに下がった**ことがわかったのです。

「インスリン抵抗性」も改善されていました。**インスリン抵抗性とは、臓器の**

インスリンに対する感受性が低くなり、インスリンの効き目が低下することです。インスリン抵抗性が増すと、血糖値が下がりにくくなって、糖尿病や脂肪肝を進行させてしまいます。

高カカオチョコレートには、血糖値を下げ、インスリン抵抗性を改善するというダブルの効果があるのです。そのパワーは、カカオポリフェノールにあるとされています。その後、世界中のさまざまな研究機関でチョコレートと血糖値に関する実験が行なわれ、高カカオチョコレートの効能は立証されました。

なお、高カカオチョコレートは、ホワイトチョコレートやミルクチョコレートに比べて、糖質がかなり少なくなっています。また、**高カカオチョコレートは製法の関係で含まれる脂肪酸が吸収されづらくなっています。**

どうぞ、安心して食べてください。

チョコレートの食後血糖値とインスリン濃度の変化

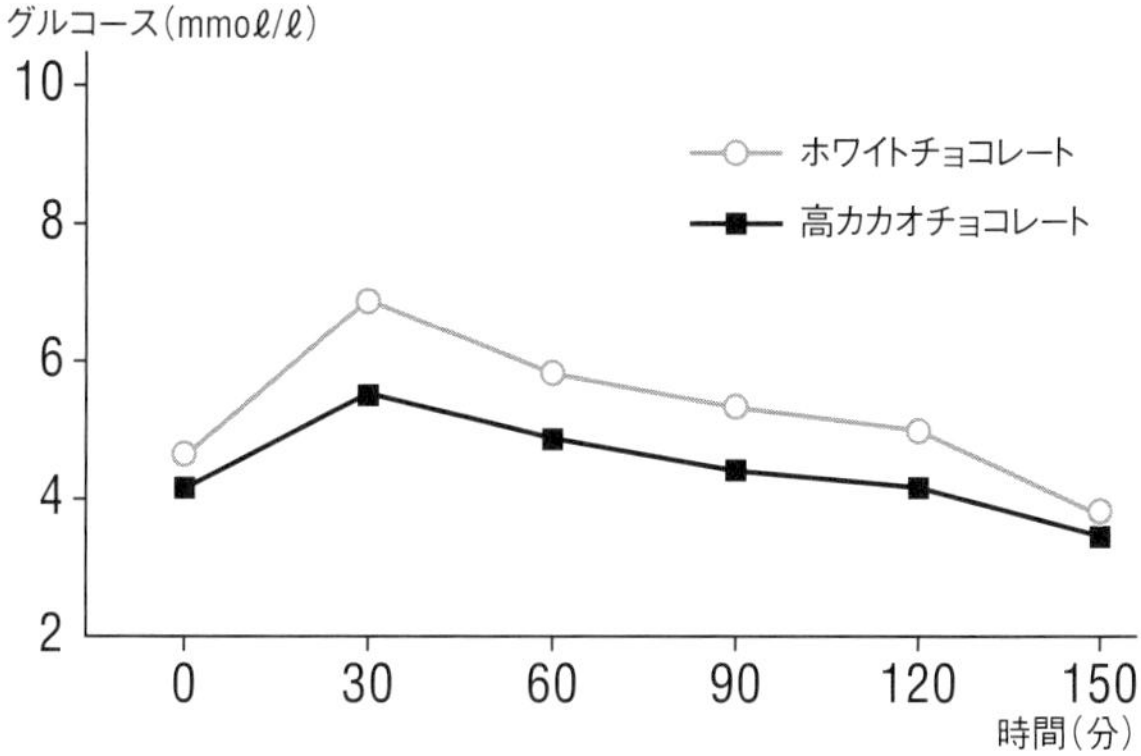

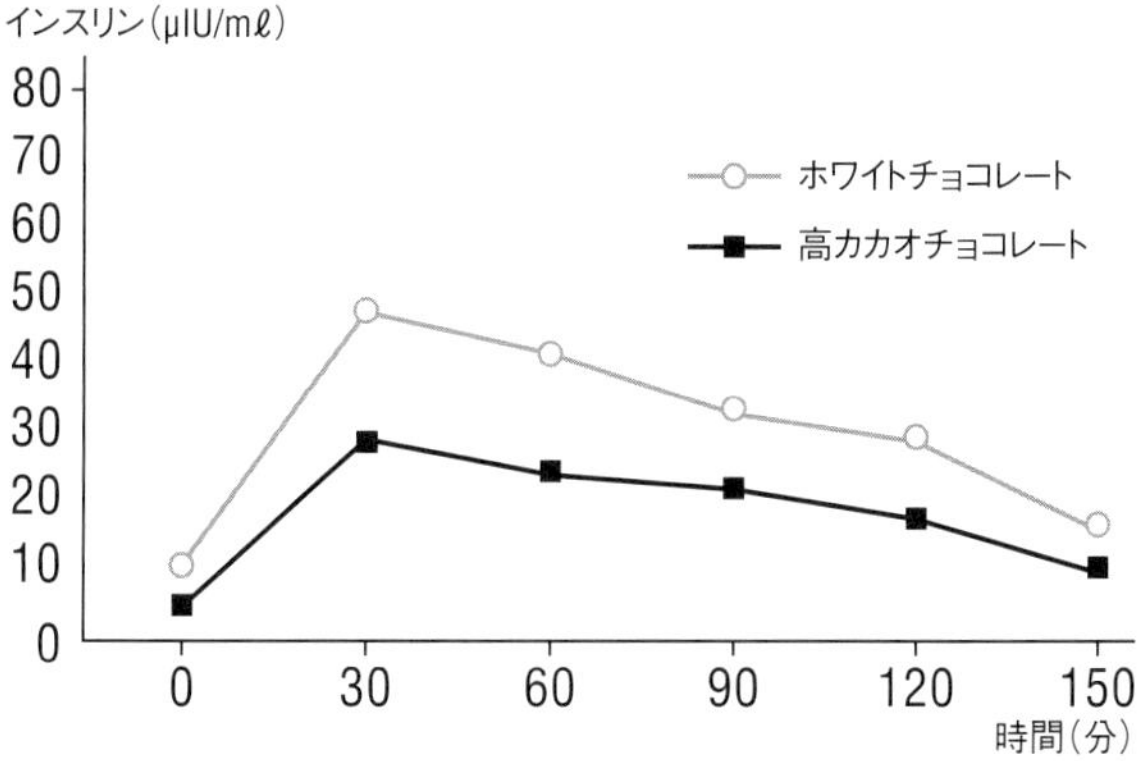

出典:Grassi D. et al.(2005). Am J. Clin. Nutrit. 81:611-614

40

高カカオチョコでアルブミン値アップ！肌もツヤツヤに！

たった3週間で素肌美人に変身させるカカオの威力

Dさん（40歳・女性）は、健康診断で血糖値が高いと指摘されて、私のクリニックにやってきました。

血液検査をしてみると、確かにヘモグロビンA1cが9・7%と、基準値をオーバーしています。しかし、私が気になったのは、アルブミン値の低さでした。**アルブミン値が低いと、どことなく元気がなくなる**ものです。実際、Dさんも疲れた感じでしたし、肌もツヤツヤとはいい難い状態でした。

そこで私は、Dさんに高カカオチョコレートをすすめました。診療室には、70%以上のカカオ分を含む1つ5gの高カカオチョコレートのサンプルを常備

40歳・女性Dさんの血液検査値の変化

各目標値	計測日	3/12	4/5	5/17	6/26
AST	16(IU/ℓ)以下	38	15	13	13
ALT	16(IU/ℓ)以下	33	25	21	16
γ-GTP	0-80(IU/ℓ)以下	32	23	26	24
HbA1c	4.6-6.2(%)	9.7	8.4	6.3	5.9
血小板数	15(×10^4uℓ)以下	35.5	34.2	34.5	31
グルコース	70-109(mg/dℓ)	317	102	98	108
アルブミン	4.5(g/dℓ)以上	3.8	4.2	4.2	4.5

高カカオチョコレートを
1日5g×5回＝25g
食べ始めた日

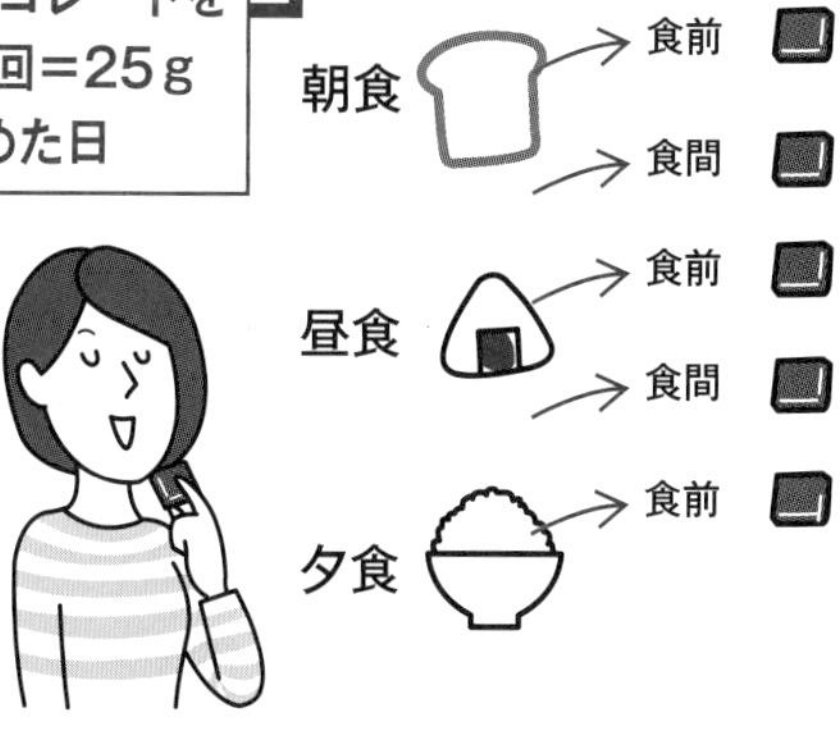

してあります。それを渡して、「毎日食前3回と食間2回の計5回、1粒ずつ食べてみてください」とアドバイスしたのです。

「チョコレートでよくなるんですか？」と、Dさんは半信半疑の様子でしたが、なにしろハードルの低い方法ですから、きちんと実行してくれたようです。

3週間後に診療室に入ってきたDさんを見たときに、私は高カカオチョコレートの効果が出ていることが、すぐにわかりました。顔色や表情が格段によくなっていたからです。

さっそく血液検査をすると、**アルブミン、ヘモグロビンA1c、AST、ALTはすべて改善していました**。「このまま続ければ、大丈夫です」と励ますと、Dさんは、それまでにない明るい笑顔を見せてくれました。

実際、2カ月後には、アルブミンは目標値に達し、血糖値も基準値内に入ったのです。これをしばらく継続すれば、ASTとALTも理想値になることは間違いないでしょう。

41 なんと、ごぼうの2倍の食物繊維！つらい便秘を解消して腸をクリーニング

❗ 腸がキレイになると脂肪肝が改善する！

高カカオチョコレートに含まれる食物繊維は、「食物繊維＝野菜」という先入観を裏切るほどに豊富で、役立つことも知っておきましょう。

食物繊維が多い野菜といえば、ごぼうやさつまいもを連想する人が多いと思います。ところが、**高カカオチョコレートは、同量のごぼうの2倍以上、さつまいもの5倍以上もの食物繊維を含んでいる**のです。

食物繊維が糖質の吸収を遅くすることは述べましたが、食物繊維は腸の掃除役であり、便秘の解消も期待できるのです。

便秘は、肝臓の働きの好不調にも深く関与しています。便秘は腸内環境を悪

化させ、毒素を発生させます。**毒素は、腸から肝臓につながる門脈《もんみゃく》を通して肝臓に入り込みます。**肝臓は、その解毒に力を注ぐため、糖代謝がスローダウンしてしまうのです。

これが脂肪肝の原因となります。

高カカオチョコレートの食物繊維は、この点からも肝臓を守っているのです。

帝京大学の古賀仁一郎先生は、高カカオチョコレートに含まれるカカオプロテインが、ふつうのたんぱく質とは違って、消化されにくいことを指摘しています。分解されずに大腸まで届くため、腸内環境をよくする機能があるのです。

カカオは、マグネシウム、ナトリウム、カリウム、カルシウム、鉄、亜鉛、銅などの優良ミネラルも含んでいます。これらの**ミネラルは血圧をコントロールするとともに、ホルモンバランスを整える**働きをします。

このように、高カカオチョコレートの実力は、想像以上なのです。

食品100g中に含まれる食物繊維量

食品名	食物繊維(g)
高カカオチョコレート (チョコレート効果CACAO72%《明治》)	12
おから	11.5
アーモンド	10.4
オートミル	7.5
ごぼう	5.7
枝豆	5.4
ライ麦パン	5.2
ブロッコリー	4.4
ほうれん草	2.5
さつまいも	2.3
りんご	1.5

42

チョコのストレス軽減効果は、快眠と適正血圧を実現する近道！

❗「チョコを食べると幸福になる」これだけの事実

チョコレートには、ストレスを軽減する効果も認められています。

「チョコレートを食べると、なんともいえない陶酔感、至福感を感じる」という人は多いものです。それは、科学的にも検証されているのです。

国際医療福祉大学の武田弘志先生は、チョコレートの抗ストレス作用を検証しています。

ストレスを加えて落ち着きを失ったラットに、カカオポリフェノールを与えた場合と、与えない場合を比較したのです。すると、**ポリフェノールを与えたラットは、ストレス反応を起こす回数が明らかに少なくなった**といいます。

ストレスは、高血圧の大きな要因であるばかりでなく、糖尿病や胃潰瘍《かいよう》、肥満などの原因になります。メンタル面にも悪影響を及ぼすことは、いうまでもありません。**高カカオチョコレートを食べてストレスを減らせば、高血圧をはじめとする多くの病気のリスクが減る**と考えられるのです。

中村学園大学の青峰正裕先生は、ラットを使った実験で、チョコレートには、脳内ホルモンの1つで、**精神を安定させる働きがあるセロトニンを分泌させる効果がある**ことを発見しました。

そして青峰先生は、カカオポリフェノールに含まれるカテキンがセロトニン分泌に影響を与えた、と結論を出しています。

ストレスが高まると甘いものを過食し、脂肪肝や糖尿病のリスクを高める人が多いのですが、お菓子でなく、高カカオチョコレートを食べるようにしましょう。イライラがおさまり、脂肪肝や糖尿病も防げて、一石二鳥なのです。

43

お酒は体にいい！適量はビール中瓶2本まで

❗不健康なのは「飲みすぎ」の場合だけ

私は、お酒は体にいいと思っています。害になるのは、適量を超えた場合だけです。毎日、日本酒で3合以上飲むといった飲みすぎを続けることは、やはり体によくありません。アルコールの解毒という仕事を、毎晩大量に肝臓に与えて残業させているようなものです。肝臓は疲れ果て、中性脂肪も溜まっていきます。

しかし、**適量を守っていれば、休肝日はいらない**とさえ、私は考えています。

適量とは、純アルコール量で40gまでです。

具体的なお酒で示すと、次のようになります。

アルコール摂取量と血液検査の結果

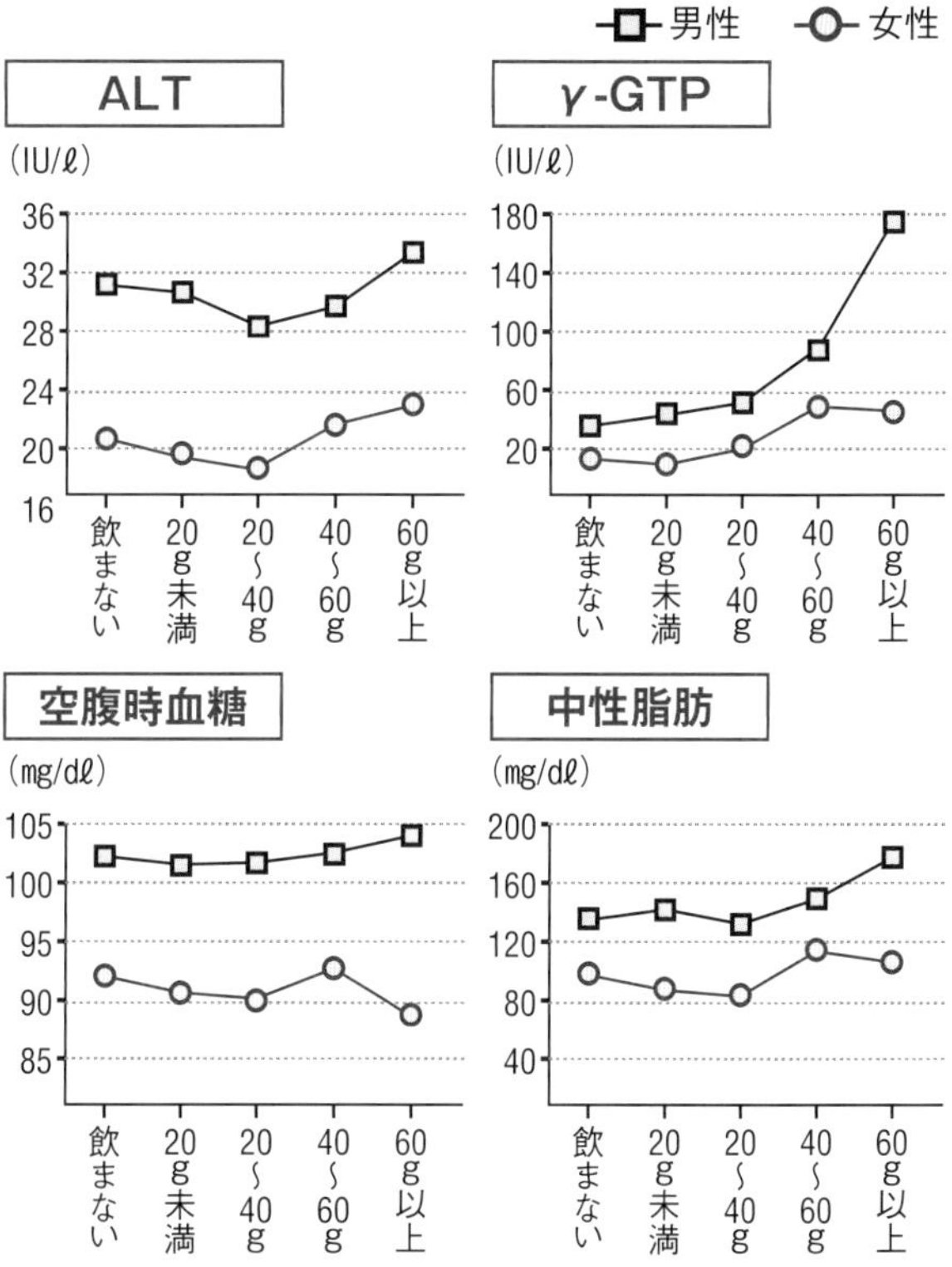

出典：土屋忠氏らによる「脂肪性肝疾患の頻度に及ぼすアルコール摂取の影響」より

・ビールなら中瓶2本まで
・日本酒なら2合まで
・ワインならグラス3杯まで

この「適量」の根拠が、前ページのグラフです。男女3185人を「お酒を飲まない」「20g未満を飲む」といったアルコール摂取量によって、5つのグループに分け、それぞれの血液検査を行なった結果です。

「20~40g飲む」グループが、ALT、γ-GTP、空腹時血糖値、中性脂肪のすべての値で最も低くなっていることがわかります。

つまり、「飲まない」よりも、「適量飲む」ほうが健康的だといえるのです。

一方、γ-GTPは、飲酒量と正比例して上がることもわかりました。「適量を超えて飲む」場合は、お酒の素晴らしい恵みを受けられないのです。

44

適度のお酒は「全死亡率」が低い“長寿の味方”

❓お酒は動脈硬化、脳梗塞、血圧にもいい影響を及ぼす？

かつて、「肝臓が悪くなるのは、お酒のせいだ」と、よくいわれたものです。

しかし今では、お酒は適量を守って飲めば、肝臓に悪くないどころか、健康にいいことが、いろいろな実験からわかってきました。

たとえば、**適量のアルコールは、全死亡率リスクが低い**とされています。全死亡率とは、病気や事故など、あらゆる死因を含めた死亡率のこと。これが最も低いのは、お酒をまったく飲まない人ではなく、日本酒にして1～2合のお酒を毎日飲んでいる人なのです。

もちろん、それ以上の量のお酒を毎日飲めば、死亡率は急上昇していきます。

このカーブは「Jカーブ」と呼ばれ、1993年に、アメリカ保健科学協議会（ACSH）によって「定説」とされています。

最近は、これとは異なるデータも発表されたようですが、**お酒には動脈硬化を防ぎ、脳梗塞や心筋梗塞のリスクを下げる効果**もあります。

また、**血管を拡張する一酸化窒素《ちっそ》を発生させて、血圧を低く保つ**ともいわれているのです。

誰でも経験的に知っているように、**適度なお酒は気持ちをリラックスさせます**。ストレスを軽減させ、人間関係の潤滑剤《じゅんかつざい》にもなります。

私は、「お酒は敵だ」「休肝日をつくれないなんて、意志が弱すぎる」などと誤解してストレスを溜め込むのは健康に悪いと思っています。適量を飲んで健康を増進させるほうが、よほど賢明なのです。

45 果汁サワーさえ避ければ、どんなお酒もチョイスOK！

❶ はじめの2杯は好きな酒、3杯目からは蒸留酒がおすすめ

お酒の「適量」がわかったところで、飲むのに「適切」なお酒を考えてみましょう。

基本的には、適量さえ守っていれば、どんな種類のお酒を飲んでもOKです。ただ、**蒸留酒のほうが、醸造酒よりも糖分が少ない**のは確かです。

醸造酒とは、穀物や果実を酵母によって発酵させてつくるお酒で、日本酒、ワイン、ビール、紹興酒《しょうこうしゅ》などをさします。原料に由来する成分を含み、糖質も比較的高くなります。蒸留酒は原料を発酵させ、さらに蒸留させてつくります。焼酎《しょうちゅう》、泡盛《あわもり》、ウイスキー、ブランデー、テキーラ、ウォッカ、ジン、ラムな

どで、**糖質はゼロ**です。度数が高く、割って飲むことが多くなります。

そのため、糖質をとらないという面からは、蒸留酒や、糖質オフの発泡酒がベターな選択になります。

しかし、「我慢はよくない」というのが私の持論。日本酒が大好きなのに、焼酎ばかり飲んでストレスを溜めるのも、よくないと思います。

そこで、**はじめの2杯は好きなお酒を楽しみ、3杯目からは糖質の少ない蒸留酒にする**のはどうでしょうか。バランスのいい飲み方としておすすめです。

なお、**蒸留酒を割って飲む場合、果汁サワーにしない**ようにしてください。レモン1個には約3g、オレンジ半分には約8gの糖分が含まれています。口あたりがいいので3杯くらいククーッと軽く飲んでしまいがちですが、オレンジサワーなら24gの糖分をとることになります。

一日の糖質摂取量は、男性250g以内、女性200g以内が私、栗原が考えている基準値。その約1割にも達してしまいます。

第5章

食べ方を変えると、治療も予防も両方かなう！

いつまでも若く、認知症にもなりにくい

46

脂肪肝撃退法は、自分に合ったものを1つか2つでいい

❗ 我慢せず、楽しく健康になるのが長続きの秘訣!

頑固な脂肪肝を撃退する方法として、本章では、**「よく噛むこと・食べる順番を変えること」**を紹介します。前章の**「高カカオチョコレート」「お酒の適量化」**、それに、次章の**「運動」**を加えると、基本となる**「糖質ちょいオフ・ダイエット」**にプラスするといい、おすすめの方法は4つになります。

でも、私はいつも患者さんには、そのうちの1つか2つしかアドバイスしません。なぜなら、**その人に合った方法が見つかれば、それで十分**だからです。

脂肪肝は、我慢をせず、キツイ運動や厳しい食事制限もせずに改善できます。繰り返しますが、**楽しく健康になろうというのが、私のモットー**なのです。我慢できずにやめてしまうより、長続きするラクな道を選んでください。

47

「食生活」を変えなくても、「食べ方」を変えると糖尿病が回復基調に！

！ 1口につき30回噛み、野菜か肉から食べ始める

Ｅさん（57歳・男性）は、糖尿病の治療を5年も続けているのに改善しないと、私のクリニックを受診した方です。

血液検査をすると、大きな問題が３つもありました。

まず、ヘモグロビンＡ１ｃが、基準値の６・２％を相当に上回る７・９％になっていました。

ＡＳＴとＡＬＴの一般的な基準値は、どちらも、10～30IU／ℓですが、私が16IU／ℓを理想値にしているのは、前述の通りです。ところがＥさんは、その理想値どころか、一般的な基準値さえ軽く突破していました。ＡＳＴは、１１０と危険な状態です。ＡＬＴにいたっては、１４６というとんでもない数値で

した。

食生活を聞くと、お酒は飲まないが、大好物である白いご飯を毎食とっているということでした。私は「ご飯を減らすようにと助言しても、実行してくれないかもしれない」と直感し、薬はまったく出さずに、次のことだけをアドバイスして経過を見ることにしました。

早食いをせず、ゆっくりと食べる。1口につき30回噛む。
そして、ご飯から箸をつけない。野菜か肉から食べる。

Eさんは、「たったそれだけですか?」と首をひねりながら帰りました。

Eさんが再び私のクリニックを訪れたのは、3週間後でした。血液検査をすると、**ヘモグロビンA1c、AST、ALTのすべての値が改善**していました。そして、1カ月後にはヘモグロビンA1cが基準値内に下がったのです。

「まさか!」とAさんが驚いた顔を、みなさんにお見せしたかったです。

57歳・男性Eさんの血液検査値の変化

各目標値 ＼ 計測日		3/19	4/9	5/7	6/25
AST	16(IU/ℓ)以下	110	47	34	29
ALT	16(IU/ℓ)以下	146	75	58	39
γ-GTP	0-80(IU/ℓ)以下	58	32	35	30
HbA1c	4.6-6.2(%)	7.9	6.9	6.2	5.9
血小板数	15(×10^4uℓ)以下	18.1	16.3	18	17.5
グルコース	70-109(mg/dℓ)	158	105	113	135
アルブミン	4.5(g/dℓ)以上	4.1	4.6	4.9	4.7

野菜か肉を先に。
1口につき30回噛む
ことを始める

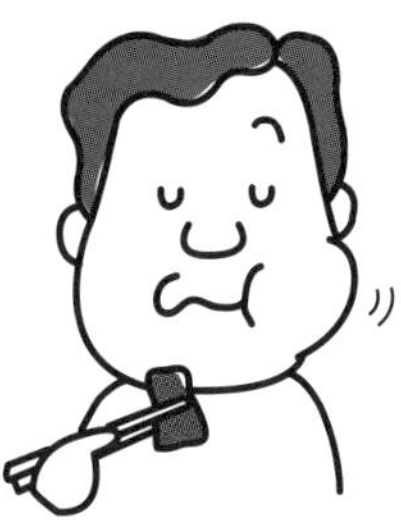

48

これが早食いの3大リスクだ！ 1口30回以上噛もう

❗ファストフード店は素通りし、ランチは20分以上かけよう

Eさんの例からもわかるように、理想の食べ方は、一度口に物を入れたら、30回ずつ噛むことです。よく噛まないと、早食いになってしまいます。早食いは、百害あって一利なしです。その最たる例が、昼食でしょう。

２０１９年に新生銀行がビジネスマンを対象に行なったアンケートでは、**昼食時間は男性が平均21分、女性は平均28分**というあわただしさでした。

街にはファストフード店がひしめいています。立ち食いそば、ハンバーガー、フライドチキン……。食事がすぐに出てきて、すぐに食べ終わるスタイルは、日本人に合っているのかもしれません。

しかし、早食いには3つのリスクがあります。

①脂肪肝の原因になる

糖質の多い食事を早食いすると、すぐに肝臓に脂肪が溜まることがわかっています。

②肥満の原因になる

食べてから、脳の中枢に「食べた」という信号が送られて満腹感を感じるまでに、約20分かかるとされています。男性平均の21分で食べ終わったのでは満腹感をほとんど感じないため、食べすぎが習慣になりやすいのです。

③糖尿病のリスクを高める

食後は血糖値が上がり、それを抑えるために膵臓からインスリンが分泌されます。**早食いをすると血糖値が急上昇し、膵臓は短時間での分泌を迫られて、大きな負担がかかる**のです。その結果、かえってインスリンの分泌量が減るなどの問題が生じ、やがて血糖値をコントロールできなくなります。

30回嚙む食事を実践すれば、これらを防ぐことができるのです。

49

よく噛む人はいつまでも若く、認知症にもなりにくい

❗噛むたびにフレッシュな血液が脳に送られている！

30回噛む食事法には、そのほかにも大きな効能があります。

1つは、**老化を防ぐ**ことです。

噛んでいる間、舌は、口の中に入れた物をこね回すように動き続けます。これが大切なのです。舌は筋肉の塊で、滑舌《かつぜつ》に関わっています。舌の力が弱まると、言葉がはっきり発音できなくなってしまうのです。また、飲み込む力が衰え、食べこぼしや誤嚥《ごえん》でむせることが多くなります。

近年、口の機能の衰えと老化には、強い相関関係があることが注目されています。噛んだり、飲み込んだり、話したりといった口腔《こうくう》機能が衰えることを、オーラルフレイルと総称するようになったのです。

日本顎咬合学会《がくこうごうがっかい》は、**1度噛むたびに3・5㎖の血液が脳に送られる**と発表しています。歯と骨の間にある歯根膜《しこんまく》というクッションが圧力を受けることによって、血液が押し出されるのです。

脳にフレッシュな血液を送ることは、認知症予防に貢献します。**噛めば噛むほど、認知症のリスクは減る**わけです。ふだん気にしていない舌や唾液の働きも、意識してみることが大切です。カラオケで歌って、舌をフルに使うことも効果があります。

30回噛む効能の2つ目は、**唾液の分泌をよくする**ことです。

唾液は、口の中を殺菌する働きがあります。唾液が少なくなると口腔に雑菌が増え、虫歯や歯周病になりやすくなるのです。歯周病が脂肪肝や糖尿病に与える悪影響は、73ページを再度ご確認ください。もちろん口臭の原因にもなります。また、口の中がよく乾く人は、唾液が足りない可能性があります。

舌を動かせば、唾液が盛んに分泌され、それらは解決されるのです。

50

料理に硬めの食材を増やすと、自然によく嚙むようになる

❓子どもたちに広がる、「新型好き嫌い」とは？

最近、硬いものを食べていますか？

かつての食卓には、硬い食べ物が結構並んでいたと思います。たとえば肉も、スジが多くて嚙みごたえがありました。しかし、今ではずっと軟らかくなり、あまり嚙まなくてよくなりました。このことも、嚙む回数が減った理由です。

子どもはもっと深刻です。小学校の給食に肉が出ると、「肉は硬いからキライ」と残す子どもが多いと聞きます。「新型好き嫌い」と呼んでもいい現象です。今どきの軟らかい肉でさえ硬いと感じるようだと、ますます嚙まなくなってしまうでしょう。嚙む習慣をつけさせる必要があります。

せめて家庭では、**硬めの食材を増やして口腔を鍛える**ようにしてください。

51

ビールでつまみを流し込んでない？居酒屋でも、しっかり噛むべし

❶ つまみは、「歯ごたえのあるたんぱく質や野菜」を選ぶ

最近は、お酒を飲まない人が増えたといわれますが、それでも、仕事のあとに友人や同僚と飲みに行くのは、大きな楽しみです。私もお酒が好きなので、夜の「一杯」は欠かせません。

しかし、**ビールやハイボールが好きな人は特に、噛む回数に気をつけてください**。楽しい一杯が、早食いの要因になってしまうことが多いからです。「冷たいビールをグイッと飲みながら、つまみを食べる。それのどこがいけないの？」と思うかもしれません。

実は、つまみをビールで流し込むようにして食べている人が多く見受けられ

るのです。**左手にジョッキ、右手に箸という人は、ほとんど噛まずに飲み込んでいる**といっていいでしょう。

30回噛むどころか、数回も噛んでいないと思えます。

おすすめなのは、**「食べる」と「飲む」を分けること**です。

ビールを飲んだら、ジョッキを置いて、つまみを食べる。ゆっくりと噛んで、飲み込んだら、箸を置いてビールを飲む。これを繰り返してください。

ここで、お酒のつまみについてもふれておきましょう。

左の図のように、「糖質ちょいオフ・ダイエット」を基本にしたメニューがおすすめです。ポテトやパスタはなるべく避け、シメのご飯ものや麺類もやめます。**たんぱく質や食物繊維が多いおつまみを選んでください。**

マカロニサラダよりも野菜スティックが、ポテトコロッケよりもレバニラ炒めがいいと思います。歯ごたえがあって、噛む回数も増えるはずです。

お酒を飲むときは、どんなつまみがいい？

おすすめのつまみ

鳥の唐揚げ
焼き魚
刺身
酢の物
野菜スティック
レバニラ炒め
きんぴら
枝豆
冷奴
玉子焼き

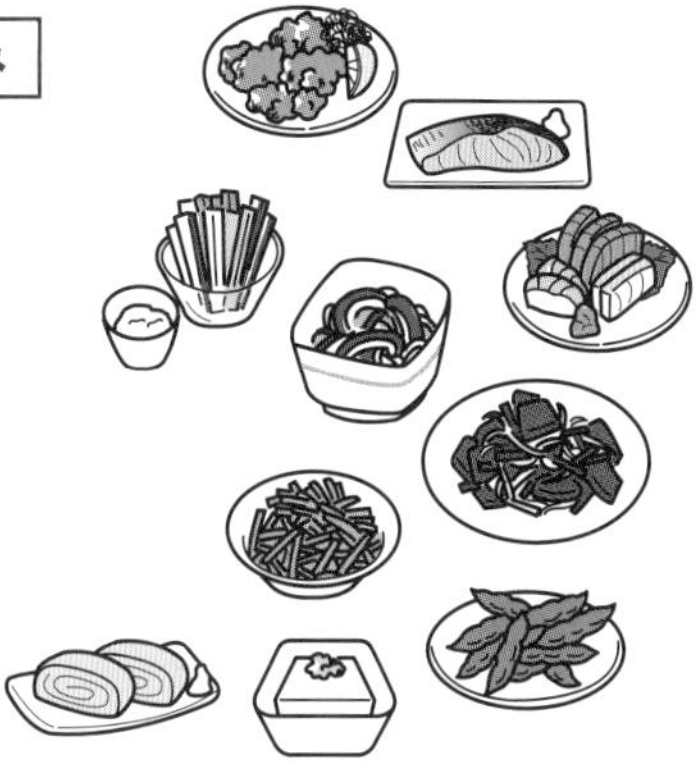

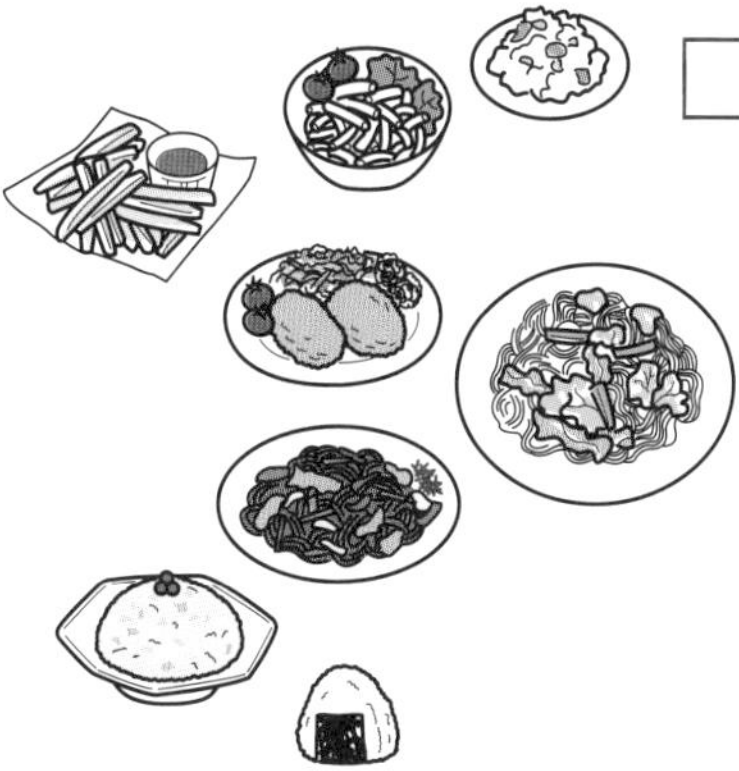

NGのつまみ

ポテトサラダ
マカロニサラダ
フライドポテト
ポテトコロッケ
焼きビーフン
焼きそば
チャーハン
おにぎり

52

孤食は早食いを助長する。同僚をランチに誘ってみよう

❗孤食するなら「ながら食べ」も悪くない！

早食いを避ける簡単なコツを、3つご紹介します。

①1人で食べない

1人で食べると、早食いになりがちです。できるだけ、友人や同僚、後輩を食事に誘うようにしましょう。話しながら、ゆっくりと食べられるようになります。ふだん、**あまり話をしない人を誘えば、新しい人間関係ができたり、仕事上の斬新な発想が生まれたりする**かもしれません。

営業職なら、得意先とランチミーティングをするのもいいでしょう。少し気が張りますが、時間をかけて食べることができます。

②ながら食べをする

子どものころ、テレビを観ながら、漫画を読みながらの「ながら食べ」をして、「行儀が悪い」と叱られたことがあるかもしれません。でも、1人で食べるときに**早食いしないためには、ながら食べは悪いことではない**と思います。

2016年のNHKによる「食生活に関する世論調査」では、16〜29歳で食事中にスマホでSNSをする人は、男性34％、女性45％にのぼりました。孤食や個食が増えた現代では、「ながら食べは行儀が悪い」という観念が薄れつつあるのでしょう。

③おいしい店に行く

コンビニ弁当を、会社の机や公園のベンチで食べたりするのも、早食いの原因です。「間に合わせですませる」という意識を改め、おいしい店、評判の店にわざわざ出かけたいものです。**「ランチを楽しむ」「たまには奮発する」という気持ちを持てば、じっくりと味わって食べるようになります。**

53

ご飯から食べ始めたら脂肪肝まっしぐら。野菜、肉から箸をつける

❶食物繊維、たんぱく質、水分、そして糖質がベストの順番

頑固な脂肪肝を撃退するためには、食べる順序を見直すことも重要です。やり方は簡単。次の順番で箸をつけるように心がけるだけです。

①**食物繊維**（野菜、海藻、きのこ類）
②**たんぱく質**（肉、魚、卵、大豆製品）
③**水分**（味噌汁、スープ）
④**糖質**（ご飯、麺類、パン）

たとえば、焼き魚定食を食べるとき、焼き魚、ご飯、味噌汁、ひじきの煮物、

ミニサラダ、お新香のうち、どれから食べ始めますか。

まずご飯、それから魚を食べ、味噌汁といった順序で食べる人が多いと思います。しかし、それでは糖質が早く吸収され、血糖値が急激に上がってしまい、脂肪肝への道を進むことになってしまいます。


まずは、**じっくり料理を眺める**余裕がほしいものです。魚の焼き具合、器《うつわ》の色や形、サラダの色などを見るのは、食事の楽しみでもあります。

そして、ひじきやサラダを味わいます。食物繊維をとって糖質の吸収を遅らせるのです。**次にたんぱく質である魚を食べます。**すだちやかぼすなどが添えられていたら、たっぷりと絞りましょう。

それから、味噌汁に移ります。水分でお腹を満たすことで、糖質をとりすぎないようにするのです。

最後にご飯になります。お新香、それに味噌汁と魚の残りで食べてください。すでに空腹ではありませんから、早食いになることもないはずです。

54

若者にも急増中の脂肪肝。原因は「朝食抜き」!

❗ 20代男性の3割が「朝食欠食」になっている

脂肪肝は、ミドルやシニアの間で増えているだけでなく、20代でも急増中です。**20代という若さで脂肪肝になってしまう最大の原因は、朝食を食べない習慣**だと私は思っています。

2017年の厚生労働省の調査によると、20代の朝食欠食率は、男性約31%、女性約24%にのぼります。欠食率とは、朝食に「何も食べない」「菓子やフルーツのみ」「錠剤や栄養ドリンクのみ」などと答えた人の割合です。

20代の欠食率は、男女とも各世代の最高をマークしています。成人全体の欠食率は、男性15%、女性10%程度で推移していますから、20代の朝食率は、まったく足りていないことになります。

「だって、めんどうくさいんだもん。それに、朝食を抜けばダイエット効果もあるでしょ？」と思っているとしたら、まったくの逆です。

朝食を抜くと、前日の夕食から当日の昼食まで、およそ16時間以上も絶食をすることになります。**すると、体は飢餓状態を解消しようと、糖質補給の緊急態勢に入ります。** 次の食事のときに、大量にインスリンが分泌されるのです。

朝食を食べない若者が、野菜や魚中心のランチをゆっくり食べるとは思えません。空腹も加わって、ご飯や麺類を早食いするのではないでしょうか。

糖質が急速に取り込まれ、そこに大量のインスリンが分泌されるのですから、若くても、中性脂肪が増えてしまうのは当然なのです。

食事量は、朝3、昼4、夜3という割合で、決まった時刻に、きちんと食事をする習慣をつけてください。食事が不規則になると、夜遅くに食べることも増えるでしょうが、その**深夜の食事も、中性脂肪を増やす原因**になるのです。

本来、夜は、やせやすい時間帯といえます。**脂肪を燃やす働きのある「成長ホルモン」の分泌が、午後10時から午前2時の間に最大になる**ためです。

ところが、成長ホルモンは血糖値を上げる働きもあり、空腹時には多く分泌される一方で、食事によって血糖値が上がった状態だと、分泌されにくくなってしまいます。

そのため、脂肪が燃やされにくくなるのです。

また、最近では、B《ビー》MA《マル》L1《ワン》というたんぱく質も注目されています。**BMAL1には脂肪をつくる働きがある**のですが、その分泌量がピークに達するのも、午後10時から午前2時の間なのです。

この時間帯に糖質をとるのは、わざわざ中性脂肪を増やすようなものだといえます。朝食抜きも、深夜の食事も、両方やめるべき悪習です。

第6章

ストレスゼロ！軽い筋トレで「低脂肪体質」になる

これなら続くよ、どこまでも！

55

1カ月のスロースクワットで、驚くほど中性脂肪の数値が下がった！

❗ 多忙で運動できない人に絶大な効果！

Fさん（40歳・男性）は、商社に勤める管理職です。クリニックにも、スーツ姿でやってきました。ここ数年で体重が増えて体型まで丸く変わったうえに、健康診断で血糖値が引っかかったため、治療を受ける気になったとのこと。

確かに、**ズボンのベルトの上にのったお腹は、内臓脂肪がずっしり溜まっていることを物語っていました**。脂肪肝であるのは間違いありません。

5年前まではスポーツジムに通っていたそうですが、「多忙のために行けなくなってしまいました」と、残念そうです。もともとは運動が好きだともいうので、私はスロースクワットをすすめました。

「スロースクワット」のやり方

①
足を肩幅より少し広めに開き、腕を胸の前で交差する

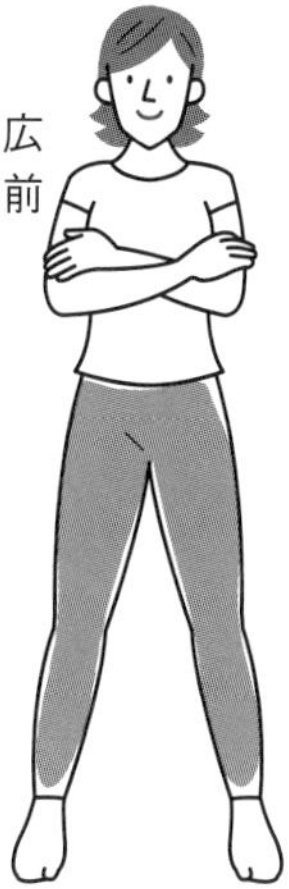

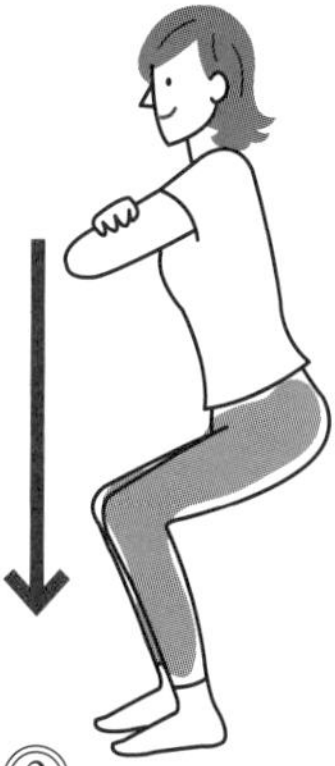

②
5秒かけて、息を吸いながらゆっくりとひざを曲げる。ひざがつま先の真上にくるまで曲げる。お尻を少しだけ後ろにつき出してひざを曲げると太ももに力が入る

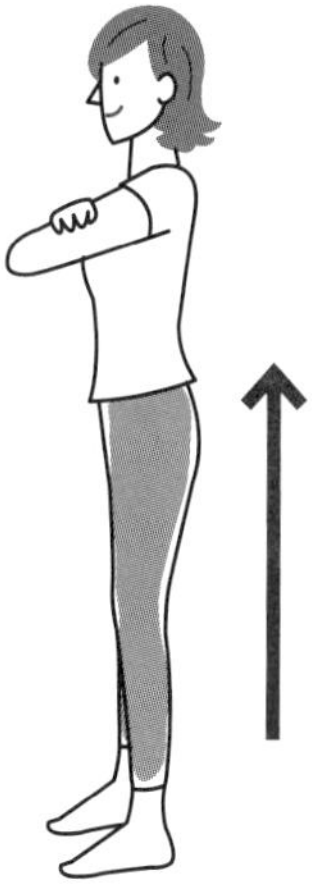

③
5秒かけて、息を吸いながらゆっくりと立ち上がる。立ち上がったときに、ひざが伸びきらないようにして、再び曲げる動作に入る

スロースクワットは、一般的なスクワットとは、少し違います。

①足を肩幅より少し広めに開く
②5秒かけて、ゆっくりとひざを曲げ、腰を落としていく
③そこで動きを止めず、すぐに5秒かけて、ひざを伸ばして上体を上げる
④もとの状態に戻ったら、休まず、またすぐに①から③を繰り返す

①～③を5回繰り返して、1セットとします。合計50秒間、動きを止めずに、ゆっくりと力を入れ続けるわけです。

一般的なスクワットは、力を入れてはゆるめることを繰り返しますが、ゆっくりと力を入れ続けることで、**スロースクワットは、ジョギングのような長時間の有酸素運動と同等の刺激を与える**ことができます。長時間の刺激を受けたと勘違いした筋肉が成長ホルモンを分泌し、脂肪が効率よく燃焼するのです。

10秒休んだあと、2セットを繰り返します。全部で3セット、3分間。これを、朝と晩の2回行なうのが理想です。

40歳・男性Fさんの血液検査値の変化

各目標値	計測日	7/13	8/16	9/21	10/17
AST	16(IU/ℓ)以下	45	17	14	14
ALT	16(IU/ℓ)以下	83	31	18	22
γ-GTP	0-80(IU/ℓ)以下	45	37	31	35
HbA1c	4.6-6.2(%)	9.1	6.7	5.9	5.8
血小板数	15(×10^4uℓ)以下	20.2	21.4	20.9	19.8
グルコース	70-109(mg/dℓ)	122	116	111	114
アルブミン	4.5(g/dℓ)以上	4.4	4.4	4.5	4.6

スロースクワットを一日3セット開始

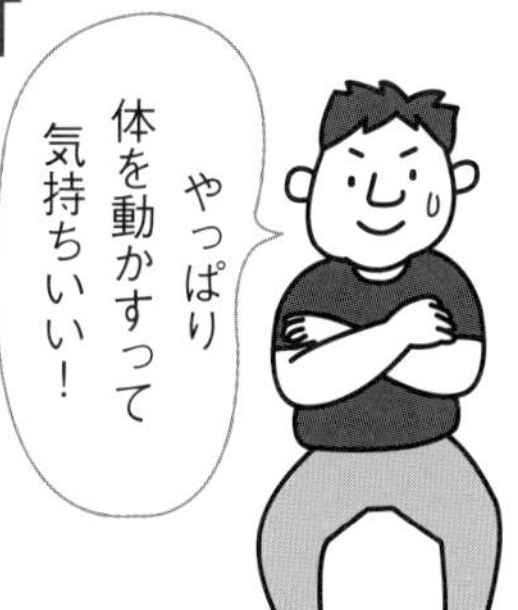

なお、ひざを曲げるときは、息を吸います。腰が落ちきったところでフッと息を吐き、伸ばすときも、やはり息を吸ってください。

スロースクワットは、しっかりと筋肉に負荷がかかるトレーニングです。日ごろ運動不足だと、最初は1回行なうのが精一杯かもしれません。

私もFさんには、「仕事も忙しいでしょうから」と、とりあえず、朝晩1セットずつ続けるようにアドバイスしました。

1カ月後に受診したFさんは、グッとスリムになったように見えました。「スロースクワットが楽しくて、実は朝晩5セットずつ行なっているんです」とのこと。さすが、運動好きです。**体重も1kg減った**そうです。

血液検査をすると、前ページのように、ヘモグロビンA1c、AST、ALTが素晴らしく改善していました。そして、食事などは変えていないのに、**2カ月後には、スロースクワットだけでASTが理想値まで下がった**のでした。

56

下半身の大きな筋肉を動かせば、グングン脂肪が燃える！

スーパーな運動で脂肪肝と「脂肪筋」を改善する

スロースクワットをはじめとする運動の習慣は、脂肪肝の改善に大きな威力を発揮します。

たとえば、肥満や糖尿病になるとインスリンの働きが弱まり、肝臓に中性脂肪が溜まりやすくなりますが、運動は肥満や糖尿病を改善するのです。また、運動によってエネルギー（ブドウ糖）が消費されれば、そもそも中性脂肪がつくられにくくなります。

私は、同時に、**運動によって脂肪筋を改善する**ことも目的としています。

脂肪肝の治療をしてもなかなか改善しない場合、私は脂肪筋を疑うと56ページで述べました。脂肪筋になってしまうと、筋肉の質が低くなってインスリン抵抗性が引き起こされ、インスリンの効きが弱くなります。これが、頑固な脂肪肝にもつながっていると考えられるのです。

標的は、中性脂肪が溜まりやすい大きな筋肉に置きます。また、大きな筋肉ほど、運動の効果も出やすいからです。

大きな筋肉は下半身に集中しています。大きい順に並べてみましょう。ちなみに、スクワットは、これら4つの筋肉すべてを刺激できるスーパーな運動です。

①**大腿四頭筋**《だいたいしとうきん》（太ももの前側の筋肉）
②**下腿三頭筋**《かたいさんとうきん》（ふくらはぎの筋肉）
③**大臀筋**《だいでんきん》（お尻の筋肉）
④**ハムストリング**（太ももの裏側の筋肉）

57

ふくらはぎは「第2の心臓」。鍛えれば脳の働きもアップする

おすすめは、通勤電車や会社でもできるヒールレイズ

下腿三頭筋は、ふくらはぎの腓《ひ》腹筋《ふくきん》とヒラメ筋の総称で、**「第2の心臓」とも呼ばれ、とても大切な働き**をしています。どういうことでしょうか。

立っていても座っていても、人間の血液は、重力の影響で下半身に溜まりがちになります。それでも、心臓は新鮮な血液を上半身から脳にまで届け続けなければいけません。

下腿三頭筋は、**下半身の血液を、重力に逆らって上半身に押し返すポンプの役割**をしています。下半身を動かしたときにふくらはぎが縮んだりふくらんだりするポンピング作用によって、血液が上半身に運ばれるのです。せっかく押

し返した血液が逆流しないように、脚の静脈には、ところどころに逆流防止弁もついています。

ちなみに、寝ているときには血圧が下がりますが、それは、体が水平になるために、脳に血液を送るための圧力を弱めてもよくなるからです。眠っていなくても、体を横にするだけで血圧は下がります。

この大切な筋肉を鍛えるのが、**ヒールレイズ**です。次のようにします。

①4秒かけてかかとを上げる
②4秒かけてかかとを下げるが、床から1㎝上で止め、再び4秒かけて上げる

つま先立ちになるので、体の安定を保つためにイスなどにつかまるといいでしょう。ヒールレイズは通勤電車でつり革につかまって立っているときにもできます。**デスクワークで脚の血行が悪くなったと感じたときにも、立ち上がってヒールレイズを行なう**と、脳がすっきりするはずです。

「ヒールレイズ」のやり方

4秒でかかとを上げ、4秒で床から1cmくらいのところに下げる。10回くらい繰り返す

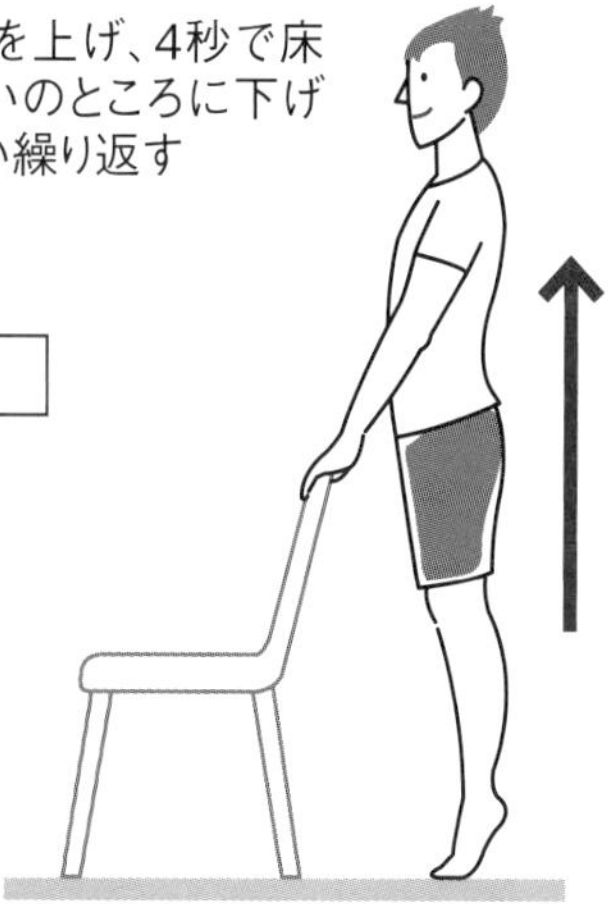

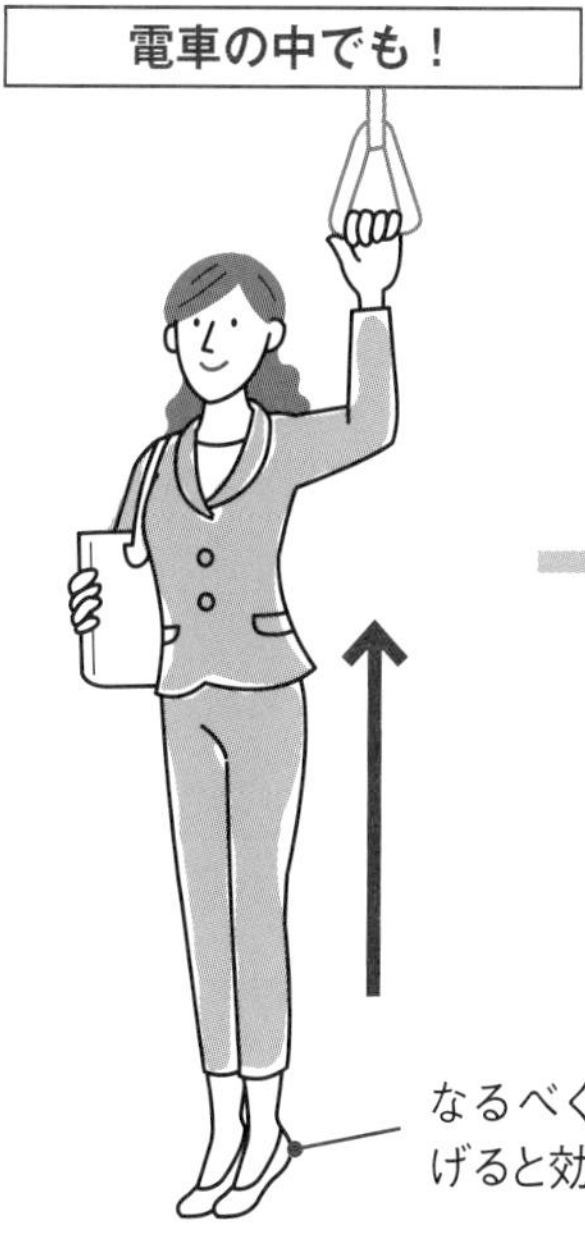

なるべくかかとを高く上げると効果的

58

レッグエクステンション「もも上げ」で、最大の筋肉群を集中的に刺激する

❗大腿四頭筋をイスに座ったまま鍛え抜く

大腿四頭筋は大腿直筋など4つの筋肉からなります。ここを集中的に刺激する運動が、レッグエクステンションです。人体で最大の筋肉群だけに、運動効果も大きいといえます。

①イスに深く座って背筋を伸ばす

ねこ背にならないように、落ち着いて深呼吸をしましょう。

②両脚をそろえて、床と並行になるまで足を上げる

太ももの前側と腹筋に力が入っていることを意識するのがコツです。**上げ下げは、各1秒くらい**がいいでしょう。**足を上げるときに息を吐き、下ろすときに吸います。**5回を1セットとして、5セット行ないます。

「レッグエクステンション」のやり方

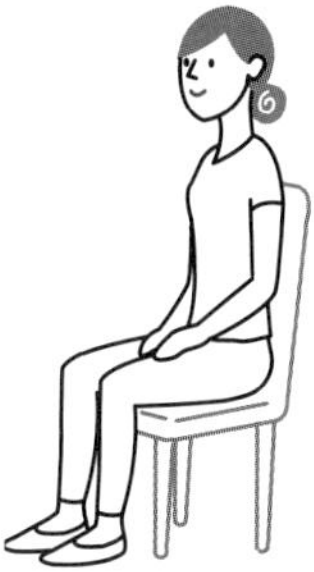

イスに座って背筋を伸ばす

イスに深く座って背筋を伸ばす。座り方が浅かったり、ねこ背で座ったりすると、トレーニングの効果があまり上がらないので、きちんと座る

床と平行になるまで両足を上げる

太ももにギュッと力を入れて脚を水平に保つ。これにより、筋肉がより収縮し、トレーニング効果が期待できる

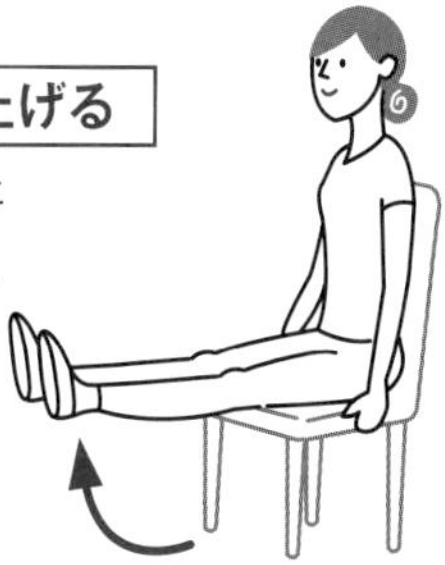

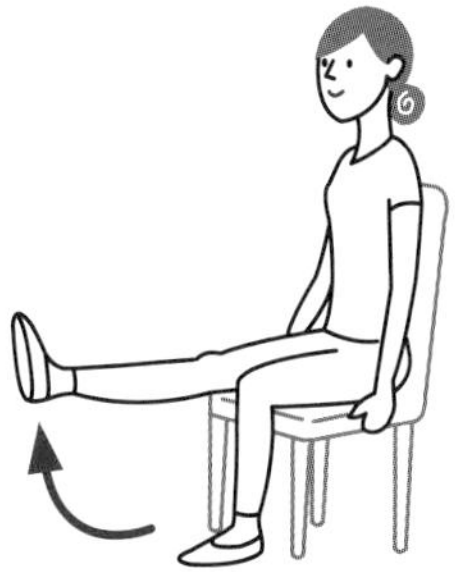

順番に片足ずつ上げる

動きが速すぎると、ケガにつながることもあるので、ゆっくりていねいに上げる

59

ヒップリフトで大臀筋をシェイプアップ。姿勢やスタイルもよくなる！

❗ ごろんと横になって腰を上げるだけ！

大臀筋は、単独の筋肉としては、人体最大です。それだけに、ここを鍛えれば効率的に中性脂肪を減らすことができます。また、ヒップアップすることによって、姿勢やスタイルをよくすることも可能です。

大臀筋を鍛えるのに最適の運動が、ヒップリフトです。

①床にあおむけになり、ひざを直角に曲げる。足の裏は床につける

②息を吐きながら、上半身と太ももが直線になるようにお尻を上げる

大臀筋に力を込め、お尻を締めるようにするのがコツです。

③息を吸いながら、もとの姿勢に戻る

15回をワンセットとし、3セット行ないましょう。

お尻を引き締める「ヒップリフト」のやり方

あおむけになりひざを直角に曲げる

あおむけで横になり、ひざを立てて、直角に曲げる。足の裏は、床につけておく

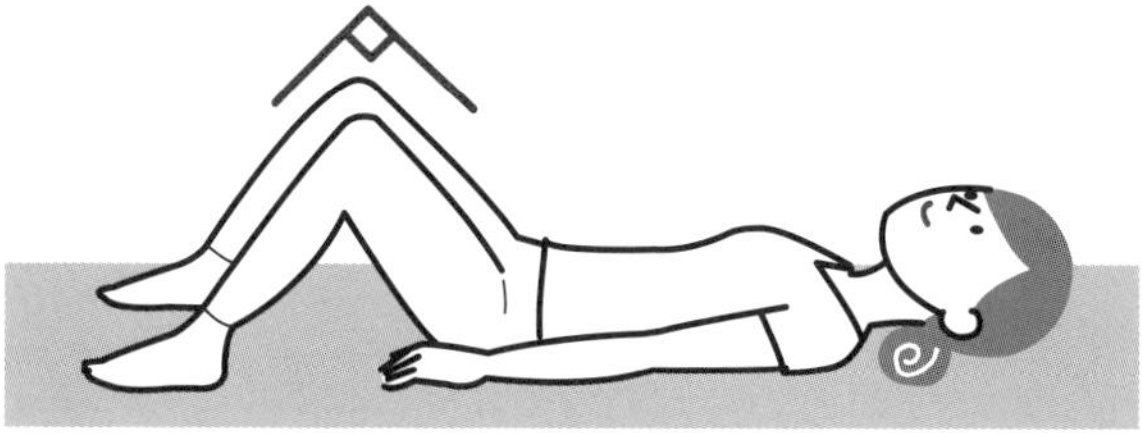

お尻を勢いよく上げる

息を吐きながら、上半身と太ももが直線になるようにお尻を上げる。大臀筋に力を込めて、お尻を締める。息を吸いながら下ろす。この動きを15回×3セット行なう

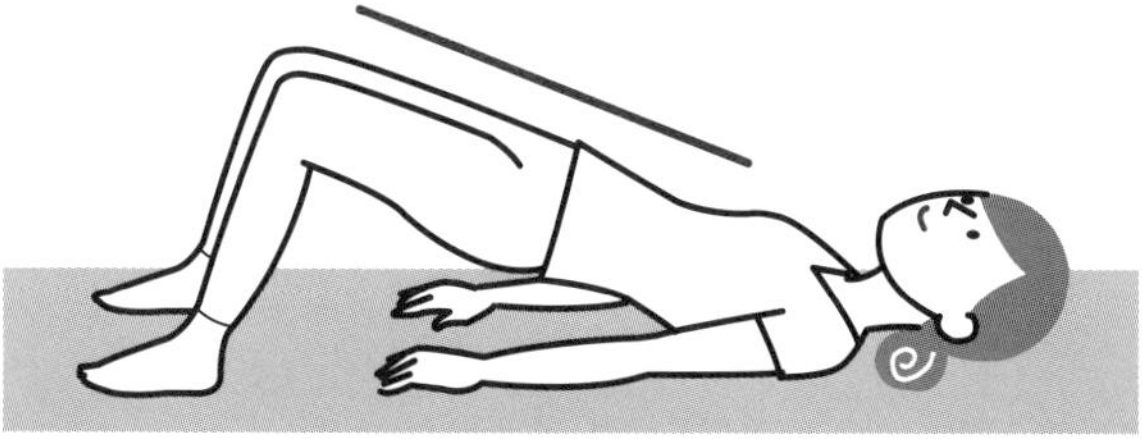

60

無酸素運動と有酸素運動のバランスが、「低脂肪体質」づくりの決め手

❶「脂肪の燃焼」と「基礎代謝の増加」は、ダイエットの両輪！

運動には、無酸素運動と有酸素運動があります。

無酸素運動といっても、呼吸を止めて行なうという意味ではありません。**短時間で大きな負荷をかけることで、筋肉を大きくする運動**です。エネルギー源は筋肉に蓄えられているアデノシン三リン酸ですが、量に限りがあるため、無酸素運動を続けられるのは、数分間です。

ダンベルやマシンを使った筋肉トレーニングが、無酸素運動の代表です。これまでに紹介したスロースクワットなども、無酸素運動に入ります。

有酸素運動とは、酸素を取り入れながら脂肪や糖分を燃焼させる運動です。

そのため、**ダイエットには有酸素運動がより効果的**だと、よくいわれます。長

時間続けられるので、心肺機能の向上にも効果があります。ウォーキング、ジョギングなどが有酸素運動の代表です。

しかし、実は有酸素運動と同様に無酸素運動も、ダイエットに効果的です。なぜなら、**無酸素運動で筋肉が大きくなると、基礎代謝が増えて太りにくく**なるからです。

「それはわかるけど、運動なんてキライ」という人もいるでしょう。せっかく始めても、「今日は雨だから」「なんとなく体調が悪いから」と、すぐに挫折するケースも少なくありません。

でも、私のクリニックに通う患者さんには、嫌々始めた運動をきっかけに、見違えるような理想体型になった人は大勢います。すっかり健康になった方々を見て、私もうれしくなります。

さて、次からは有酸素運動をご紹介します。ぜひ、おっくうがらずに始めてみてください。

61

一日8000歩を目標に、背筋を伸ばしてウォーキング！

！アプリを使って自分の歩数を常につかもう

有酸素運動で最も始めやすいのがウォーキングでしょう。特別な道具も必要なく、自分のペースで行なうことができます。

効果を上げるために、次のようなポイントを意識してください。

- **正しいフォームで歩く**
- **スタスタと速めのスピードで歩く**
- **一日8000歩を目標とする**

特に大切なのは、フォームです。まずは、背筋をまっすぐに伸ばすことを意

運動効果がアップする正しいウォーキングフォーム

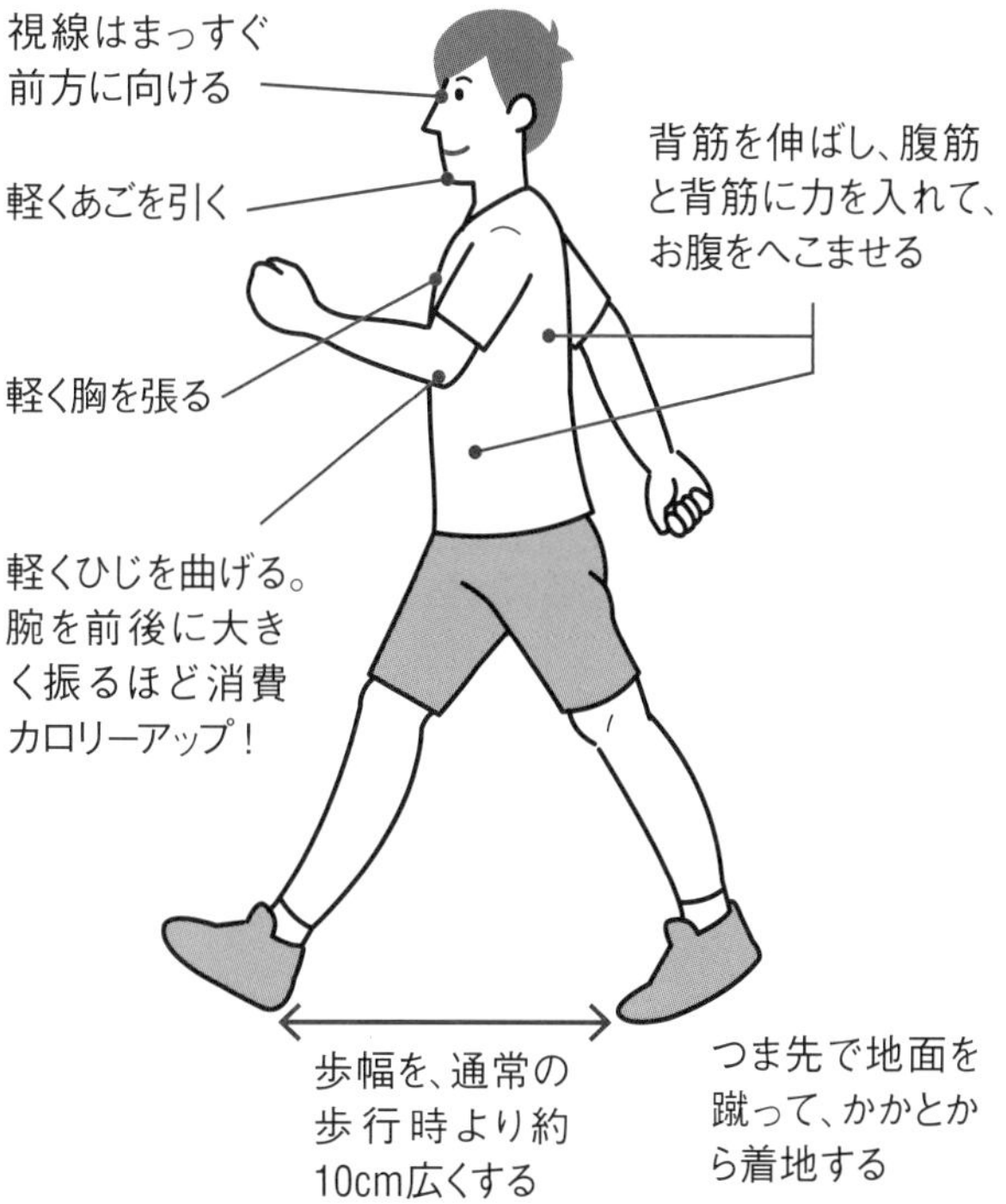
視線はまっすぐ
前方に向ける
軽くあごを引く
背筋を伸ばし、腹筋
と背筋に力を入れて、
お腹をへこませる
軽く胸を張る
軽くひじを曲げる。
腕を前後に大き
く振るほど消費
カロリーアップ！
歩幅を、通常の
歩行時より約
10cm広くする
つま先で地面を
蹴って、かかとか
ら着地する

識してください。背筋が丸まると、腕が十分に振れなくなり、足がうまく運べず、速く歩けなくなります。

デスクワークが多いと、どうしても、ねこ背になりがちです。**頭を天から引っ張り上げられているかのように意識すると、背筋が伸びます。**

次に、ある程度のスピードを心がけてください。無理に早足になる必要はありません。前ページのイラストにある点に注意すれば、自然にスピードが上がっていくはずです。

一日の目標は、日常の歩行も含めて、8000歩にしましょう。歩数を自動的に計測してくれるスマホもありますし、無料のアプリもいろいろダウンロードできます。スマホを使わない方は、万歩計を使ってもいいでしょう。

電車通勤の人なら、**「歩数が足りないな」と思えば、1つか2つ手前の駅で降りて歩いてください。**エスカレーターをやめて階段を使うのも効果的です。

62 血圧の高い人には水中ウォークが安心。水分補給を忘れずに

ひざや腰を傷めるリスクも少ないのがうれしい

有酸素運動で最も体にやさしいのが、水中ウォークでしょう。

まず、**血圧が上がる心配がありません**。

運動は、1カ月、半年という長い目で見れば血圧を安定させるといえますが、運動中は、血圧が上昇しがちです。特に無酸素運動は上昇のリスクが高く、有酸素運動も少なからずリスクはあります。

しかし、水の中では、浮力があるために血圧が下がります。運動しても、危険なレベルまで血圧が上がることがないのです。

そのため、「血圧が高いので、運動するのが不安です」という方に、私は水中ウォークをおすすめしています。

また、浮力のおかげで、**ひざや腰への負担がほとんどない**のもうれしい点です。「体重を落としたいのですが、今の重さでは、ジョギングやウォーキングには二の足を踏みます」という方にも最適だといえます。

水中ウォークは簡単です。前項のウォーキングと同じ要領で、プールの中を歩けばいいだけです。ただ、2つの注意点があります。

・始める前にシャワーを浴びる

・水分を補給する

シャワーを浴びてプールの温度に順応することが、心臓への負担を減らします。

また、水中では気がつきませんが、かなりの汗をかきます。運動の前後に、十分な水分補給をしてください。

規則で決められていることが多いスイミングキャップの着用も、お忘れなく。

63

バスタイム中にマッサージ、歯磨き、入眠準備までやってしまおう

❗お湯の温度は38〜40度がいい

水の話が出たので、運動ではありませんが、お風呂の効用にふれておきましょう。適温のお湯につかると体が温まり、血管が拡張します。血圧が下がり、血行がよくなってリラックスできるのは、大きな効用です。お湯が熱すぎると、血圧が上昇してしまうので、38〜40度が最適です。

入浴中には、マッサージや歯磨きもしましょう。ふくらはぎや太もも、腕、肩などを揉《も》むと、全身がほぐれます。歯磨きは5分が理想だそうですが、入浴中なら、それも苦ではありません。

また、入浴の1時間後が入眠の絶好機です。温まった体が冷えるときに、眠りのホルモン「メラトニン」が出るといいます。入浴後は夜更かし厳禁です。

64

背中を気持ちよく伸ばして、血流に悪い「ねこ背」から脱却！

❗筋肉をほぐすと、全身のパフォーマンスがグッと上がる

筋肉には、運動と同時にメンテナンスが必要です。毎日の生活に、筋肉を伸ばすストレッチ運動を取り入れてください。柔軟性が高まる、疲れが取れる、正しい姿勢を意識しやすくなる、といった多くの効果があります。

最も大切なのは背中のストレッチです。背中にある広背筋《こうはいきん》、僧帽筋《そうぼうきん》などは、姿勢の保持に重要な役割を果たしています。ねこ背を防ぐために、大きな効果があるのです。もちろん、肩こり防止にもなります。

やり方は簡単です。まず、背筋を伸ばして立ち、胸の前で両手をゆるやかに組みます。そして、軽くひざを曲げながら、背中の筋肉を伸ばすだけです。

「背中のストレッチ」のやり方

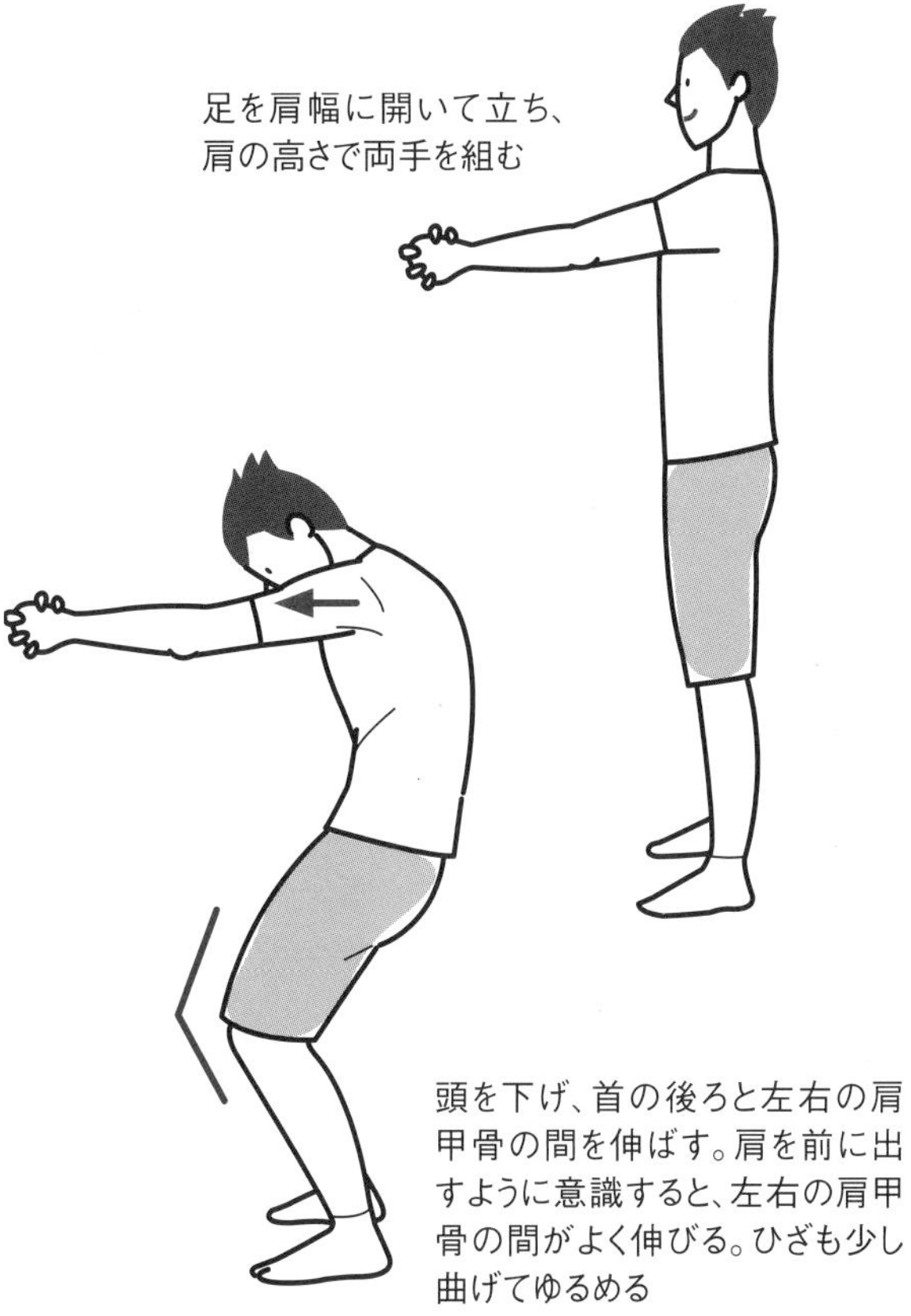

足を肩幅に開いて立ち、
肩の高さで両手を組む
頭を下げ、首の後ろと左右の肩甲骨の間を伸ばす。肩を前に出すように意識すると、左右の肩甲骨の間がよく伸びる。ひざも少し曲げてゆるめる

両肩を前に出すようにするのが、気持ちよく背中をほぐすコツです。

現代人は、デスクワークをあまりしない人でも、ねこ背になりがちです。元凶はスマホだと、私は見ています。スマホを長時間操作していると、肩がすぼまり、背中が丸まってしまうのです。

ねこ背は、血流の悪化、血圧の上昇、内臓の圧迫、肺活量の減少といった悪影響を体に与えます。当然、脂肪肝や生活習慣病の要因にもなるのです。

左のイラストを見てください。ねこ背になると、まっすぐに立っているべき首の骨が、前傾してしまいます。これをストレートネックといいます。頭の重さが首と肩の筋肉に一気にかかり、肩こりや頭痛、ひどくなると頸椎《けいつい》ヘルニアを引き起こす原因になるのです。

また、人は、無意識のうちに、常に腰の筋肉を使っています。ねこ背が続くと、腰の筋肉は長時間エネルギーを消費して疲れてしまいます。その繰り返しが筋肉や背骨を変形させ、腰痛の原因となるのです。

脂肪肝の原因にもなる「ねこ背」

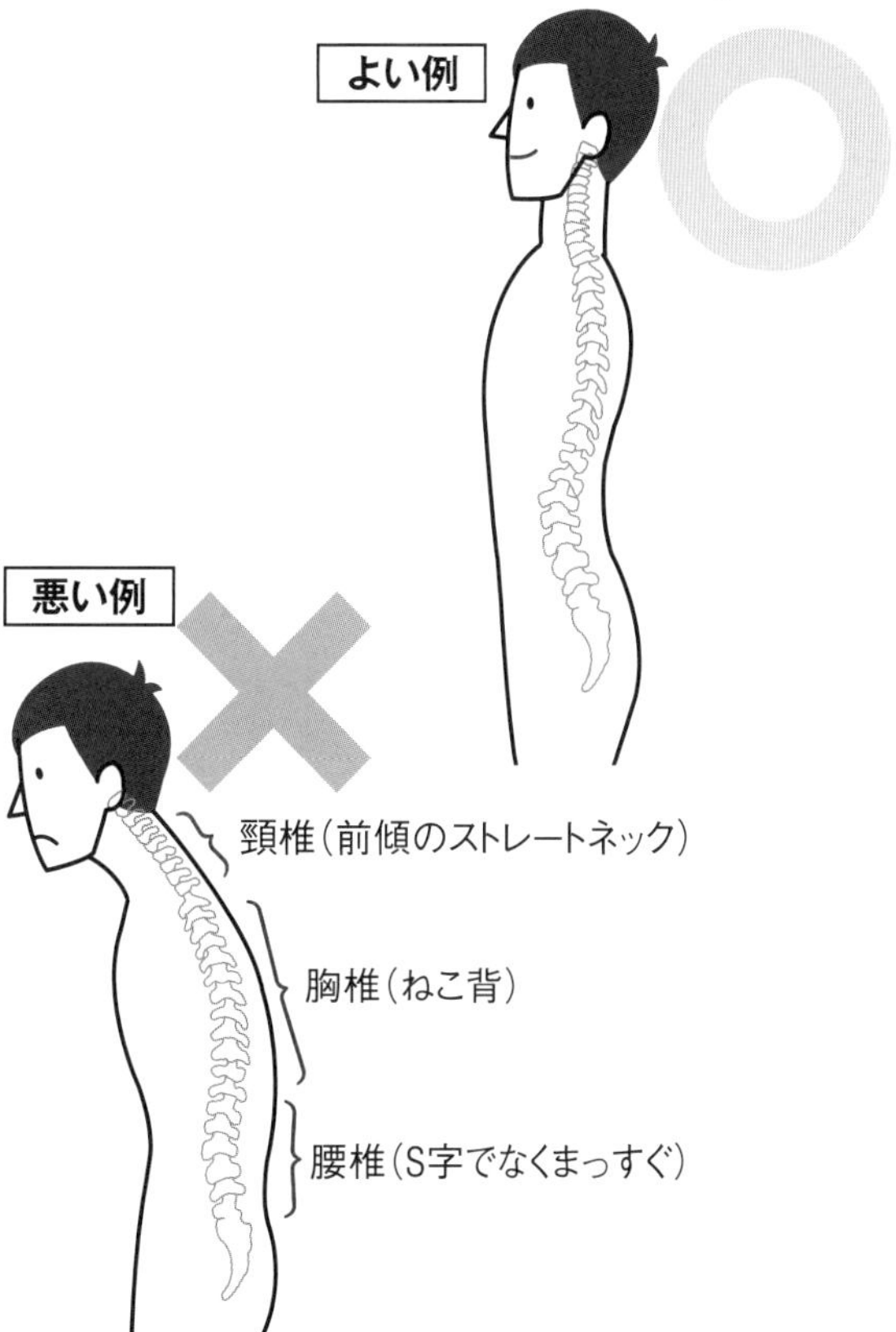

65

腰の疲れが取れるストレッチは、腰痛防止にも著効アリ！

❗ 気持ちがいいところまで、ゆっくりと曲げていく

背中と同じくらい大切なのが、腰のストレッチです。**腰はどんな動きをするときにも要《かなめ》となる重要な部位です。**腰に痛みが発生すると、生活に支障をきたすだけでなく、脂肪肝を改善するための運動もできなくなります。ストレッチによって腰痛を防ぎましょう。

まず、床に座り、足の裏を合わせます。そして、左右の手のひらを上向きにし、太ももの内側から、ふくらはぎの下に挟み込みます。

この姿勢から、上体を前方に倒していきます。息を吐きながら、ゆっくりと10秒間かけて前屈しましょう。無理に深く曲げようとすると、痛みを感じることがあります。**気持ちのいいところまでにする**のがポイントです。

「腰のストレッチ」のやり方

足裏を合わせて座り、手を差し込む

床に座り、両足の裏を合わせる。両手のひらを上に向けて、足首に当てるようにふくらはぎの下にもぐらせる

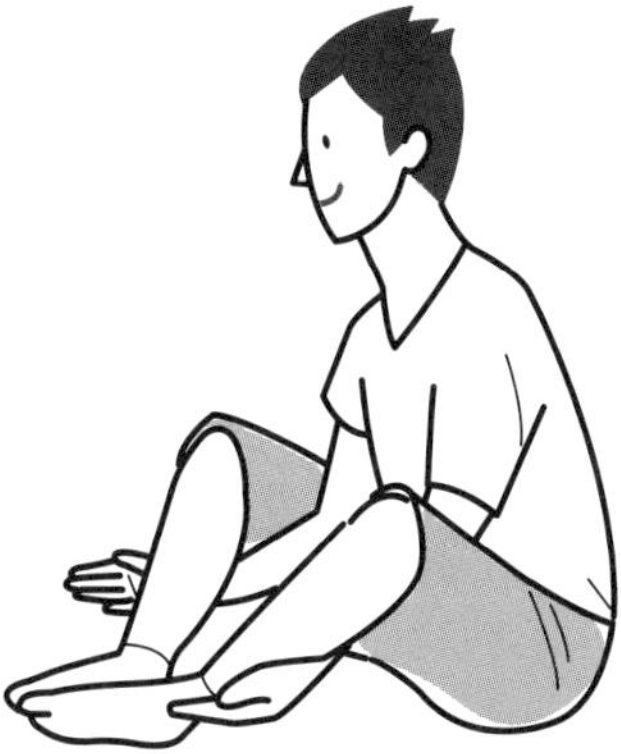

両手を持ち上げて前屈する

差し込んだ両手を上に持ち上げながら、上体を前屈させる。上半身を床に近づけて腰を大きく伸ばし、10秒数える

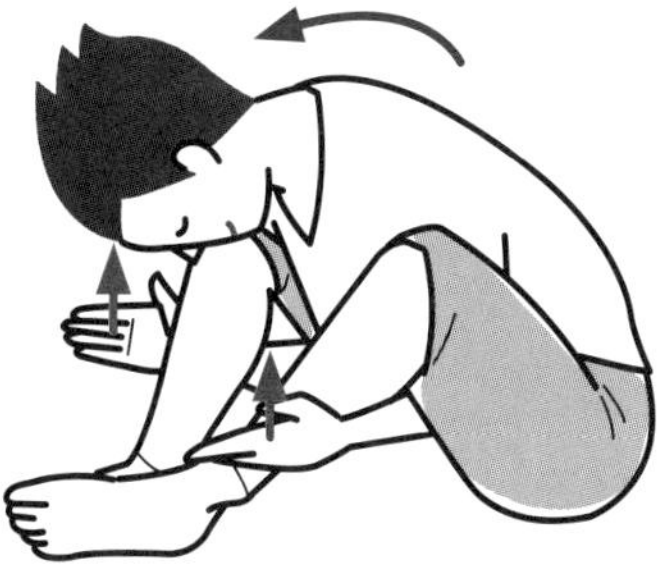

66

自律神経のバランスを保つには、ストレス発散がやっぱりベスト

❗ 笑って遊んでときどき泣いて。そしてぐっすり眠るが勝ち！

本書の最後に、**脂肪肝や生活習慣病はもとより、あらゆる不調の原因となるストレス**についてふれたいと思います。

ストレスは、自律神経失調症の原因にもなります。

自律神経は交感神経と副交感神経で構成され、交感神経は活動的なときに、副交感神経はリラックスしたときに優勢になります。**健康は、自律神経がバランスよく働くことで保たれます。**

たとえば、就寝時は副交感神経が働くことで、ぐっすりと眠れます。逆に交感神経が優勢になると、心拍数が上がって目がさえ、眠れなくなります。

自律神経がバランスをくずす最大の要因が、ストレスです。対人関係、金銭

問題、仕事のプレッシャーから騒音、大気汚染まで、ストレスはさまざまですから、まったくなくすことは不可能です。**大切なのは、ストレスをうまく発散すること**になります。効果的なのは、次の2つの方法でしょう。

①趣味を持つ

スポーツ、料理、芸事などの趣味を持てば、仲間も広がります。また、映画や落語の鑑賞といった趣味で、泣いたり笑ったりすることもストレス発散につながります。

②睡眠時間の確保

自律神経のバランスは、規則正しい生活によって保たれます。夜遅くまで起きていたり、昼まで寝たりする生活を続けるのはＮＧです。

規則正しい生活の基本となるのが睡眠です。ある程度決まった時間にベッドに入り、ぐっすりと眠ることができれば、多少のストレスは乗りきることができます。入眠のための音楽、アロマ、枕、サプリなどさまざまなグッズも出回っています。自分に合うものを探すのもいいでしょう。

67

健康をさらに一歩進める、小さな意識改革をしよう

❗「千里」を高望みせず、今日の「一歩」に集中する

近年、ビジネス界で**「健康経営」**という言葉が注目されています。**従業員の健康管理を経営的な視点でとらえ、優先的に取り組む**会社こそが成長する、という考え方です。経営心理学者のロバート・ローゼンは、「健康な従業員こそが収益性の高い会社をつくる」と、ヘルシーカンパニー（健康経営）の重要性を主張しています。

ところが、企業が行なう定期健康診断で「血圧や肝機能、血糖値になんらかの所見があった人は半数を超える」と、厚生労働省は発表しています。

健康経営の考え方がまだまだ行き渡っていないからでしょうが、いくら省庁

や経営陣が笛を吹いても、従業員の**一人ひとりが意識改革をしないと、実践は難しい**という面もあるかもしれません。

本書では、脂肪肝や生活習慣病をなくす有効な方策を紹介してきました。どれも、誰でも簡単にできることばかりです。

しかし、実践するためには、ちょっとした意識改革が必要です。「ご飯は、野菜やたんぱく質のあとから食べましょう」などというアドバイスは、実に簡単なことに思えます。しかし、そうした小さなことの積み重ねが大切だという意識がないせいで、なかなか実行できない人も中にはいるのです。

「千里の道も一歩から」といいます。健康生活を手に入れるには、「千里」を行くような苦行は必要ありません。

しかし、「一歩」は必須です。

どうか、まずは一歩を踏み出すことで、健康な生活を手に入れてください。

本書は、本文庫のために書き下ろされたものです。

栗原　毅（くりはら・たけし）

栗原クリニック東京・日本橋院長。医学博士。1978年、北里大学医学部卒業後、東京女子医科大学消化器病センター内科入局。1987年より東京女子医科大学で消化器内科、とくに肝臓病学を専攻し、2005年に教授に就任。2004年、中国中医研究院客員教授、2007年、慶應義塾大学教授に就任。2008年に消化器病、メタボリックシンドロームなどの生活習慣病の予防と治療を目的とした「栗原クリニック東京・日本橋」を開院。テレビ、新聞、雑誌などのメディアでも、わかりやすい解説が人気を博す。

著書に『名医が教える「本当に正しい糖尿病の治し方」』（エクスナレッジ）、『決定版！内臓脂肪を落とす名医のワザ』（宝島社）、『肝機能を自力でみるみる改善するコツ』（河出書房新社）など、多数ある。

知的生きかた文庫

ズボラでもラクラク！
1週間《いっしゅうかん》で脂《し》肪肝《ぼうかん》はスッキリよくなる

著　者　栗原《くりはら》　毅《たけし》

発行者　押鐘太陽

発行所　株式会社三笠書房

〒一〇二―〇〇七二　東京都千代田区飯田橋三―三―一

電話〇三―五二二六―五七三四〈営業部〉
〇三―五二二六―五七三一〈編集部〉

https://www.mikasashobo.co.jp

印刷　誠宏印刷

製本　若林製本工場

ISBN978-4-8379-8626-3 C0130

C50386

知的生きかた文庫

心配事の9割は起こらない
枡野俊明

余計な悩みを抱えないように、他人の価値観に振り回されないように、無駄なものをそぎ落として、限りなくシンプルに生きる——禅が教えてくれる、48のこと

気にしない練習
名取芳彦

「気にしない人」になるには、ちょっとした練習が必要。仏教的な視点から、うつうつ、イライラ、クヨクヨを〝放念する〟心のトレーニング法を紹介します。

超訳 般若心経 〝すべて〟の悩みが小さく見えてくる
境野勝悟

般若心経には、〝あらゆる悩み〟を解消する知恵がつまっている。小さなことにとらわれず、毎日楽しく幸せに生きるためのヒントをわかりやすく〝超訳〟で解説。

超訳 孫子の兵法 「最後に勝つ人」の絶対ルール
田口佳史

ライバルとの競争、取引先との交渉、トラブルへの対処……孫子を知れば、「駆け引き」と「段取り」に圧倒的に強くなる！ ビジネスマン必読の書！

Q&Aでわかる 天皇と皇室
大角 修【編著】

皇位継承、改元、公務、宮中祭祀、暮らし、経済、歴史…など日本人なら知っておきたい、世界に誇れる「皇室文化」を総まとめ。Q＆Aでたちまち身につく！

C50383

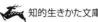

知的生きかた文庫

ビールを飲んでも飲んでも腹が凹む法
小林一行

太りやすく、多忙のあまり心が折れた私が発見した究極のノーストレス減量法。毎晩ビールを飲みながら25キロ減！　リバウンド0、数値も改善！

血流を改善するとたった1分で耳がよくなる！
今野清志

「え？　何？」「もう一回言って！」のストレスが消える！　薬を使わない治療法を確立し、3万人以上の治療をしてきた著者の独自のメソッド公開！

ズボラでもラクラク！　薬に頼らず血圧がみるみる下がる！
板倉弘重

血管を鍛える最強の方法！　知らないではすまされない、本当に望ましい血圧は、基準値より、かなり低いという真実。ラクラク「減塩テクニック」などが満載！

ズボラでもラクラク！　薬に頼らず血糖値がぐんぐん下がる！
板倉弘重

4人に1人のリスク、糖尿病を防ぐ！　勝負は40代から。美味しく飲んで食べる「ズボラ・ライフ」でそんなリスクとも簡単にさよならできます。

ズボラでもラクラク！　飲んでも食べても中性脂肪コレステロールがみるみる下がる！
板倉弘重

我慢も挫折もなし！　うまいものを食べながら！　最高のお酒を味わいながら！　好きに飲んで食べたいズボラな人でも劇的に数値改善する方法盛りだくさんの一冊！

C50390